Die Krebsakte

Woran Patienten wirklich sterben
und was sie heilt

Die Krebsakte

Woran Patienten wirklich sterben und was sie heilt

Manuela Strähle HP

Impressum
Taschenbuchausgabe

Copyright: © 2015 Manuela Strähle

Auflage 1/ 2015
Auflage 2/ 2020

ISBN: 9781659595567

Bildquelle: fotolia/destina-69777853
Covergestaltung: Manuela Strähle

Veröffentlicht durch: Amazon KDP
Printed in Germany
by Amazon Distribution GmbH, Leipzig

Die Deutsche Nationalbibliothek verzeichnet diese Publikation in der Deutschen Nationalbibliografie *(falls zwei Pflichtexemplare an die DNB geschickt werden!).*

Das Werk, einschließlich aller seiner Teile, ist urheberrechtlich geschützt. Jede Verwertung ist ohne Zustimmung des Verfassers unzulässig

Danksagung

Mein Dank gilt den schulmedizinischen Krebspionieren, welche sich ungeachtet der orthodoxen Sichtweise und dem Einfluss der Pharmaindustrie; für die Heilung von Krebs einsetzen. Ihnen verdanken wir ein Wissen, welches uns weit jenseits der Chemo- und Strahlentherapie, nebenwirkungsfreie Heilungswege eröffnet. Ihnen verdanke ich mein Leben und vor allem meine Lebensqualität.

Ein ganz besonderes Dankeschön, möchte ich jedoch an meine treuen Leser und meine Patienten richten. Insbesondere die Patienten, welche meiner Therapie zwar nicht blind, aber bewusst und voller Überzeugung folgten und so Ihren Heilungsweg mit mir teilen. Nach den schweren Jahren auf meinem eigenen Weg, mit all den kleineren und größeren Heilungskrisen, sind es gerade diese Menschen die mir jeden Tag begreifbar machen, dass alles was uns in unserem Leben wiederfährt, einen tiefen Sinn hat. Die tiefste Erkenntnis aber bleibt, dass Krebs weder eine Strafe Gottes, noch ein unabwendbarer Schicksalsschlag ist, sondern die Folge vieler unterschiedlicher Gegebenheiten, welche ich innerhalb der letzten Jahre für Betroffene in diesem Buch zusammen gefasst habe. Dieses Buch dient jedoch nicht nur den Lesern, welche von einer Krebserkrankung betroffen sind, sondern auch den Menschen die verstanden haben, dass es sinnvoll ist einer Krebsentstehung vorzubeugen.

Der beste Weg zur Gesundheit, ist das Vermeiden von Erkrankungen und dies erreichen wir durch eine reflektierte Prävention.

Rechtshinweis

Dieses Buch ist ein Nachschlagwerk ganzheitlicher und biologischer Therapieansätze und ersetzt keine Therapie, durch einen fachlich geschulten Therapeuten. Die Inhalte wurden nach bestem Wissen und Gewissen erstellt und erheben keinen Anspruch auf Vollständigkeit oder Richtigkeit. Für Inhalte der Quellen, deren Qualität und Richtigkeit, übernehme ich keine Haftung. Die Inhalte dienen als Orientierung und nicht als Therapievorlage. Dieses Buch richtet sich inhaltlich vor allem an die Betroffenen, welche sich bereits für eine ursachenbezogene und biologische Krebstherapie entschieden haben, oder diesbezügliche Informationen zur Entscheidungsfindung benötigen.

Nutzungshinweis

Die größte Herausforderung beim Schreiben dieses Buches war es, dem Leser, gleich ob es sich um einen medizinischen Laien oder um einen Therapeuten handelt, ein breites und nachvollziehbares Informationsfeld, um die wirklichen Ursachen der Krebsentstehung zur Verfügung zu stellen. Insbesondere aber war es mir ein Anliegen, auch dem Therapeuten wichtige Zusammenhänge sinnvoll zusammen zu fassen, damit ein übergreifendes Verständnis möglich wird, welches sich nicht nur mit dem Thema Gesundheit und Krankheit beschäftigt, sondern auch mit Ursache und Wirkung.

Natürlich ist mir bewusst, dass der eine oder andere Leser bereits über ein umfangreiches Vorwissen verfügt und dieses Buch eventuell nur wegen ein oder zwei, für ihn interessanter Themen, erworben hat. Dennoch lege ich jedem Leser ans Herz, alle Kapitel aufmerksam zu lesen, denn sonst besteht die Gefahr wichtige Zusammenhänge zu übersehen. Sicherlich wird sich nach einer Zeit eine gewisse Informationsmüdigkeit einschleichen, dann sollten Sie das Buch kurz zur Seite legen und sich kleine Randnotizen über das bereits erworbene Wissen machen. Anhand dieser Randnotizen können Sie schon von Beginn an in kleinen Etappen, Ihre ganz persönliche Heilungsentscheidung durch eine gezielte Lebensumstellung festigen. Mit Sicherheit wird spätestens gegen Ende des Buches auch eine gewisse Hoffnungslosigkeit aufkommen, denn bei der Vielzahl der Informationen stellt sich dem Leser irgendwann die Frage, kann ich denn überhaupt meine Gesundheit noch schützen. Ist dies der Fall, dann haben Sie den einzelnen Kapiteln nicht die notwendige Zeit zur Vertiefung eingeräumt. Lernen Sie Ihr Wissen in die Tat umzusetzen und somit in Ihren Alltag einzubauen. Nicht auf einmal, sondern Stück für Stück. Haben Sie Geduld mit sich selbst.

Eine Ausnahme besteht bei den akut Betroffenen einer Krebserkrankung. Je nach Stadium muss eine schnelle Umstellung und therapeutische Ausrichtung fokussiert werden. Aber bitte Vorsicht, denn dieses Buch soll nicht zur Selbsttherapie anleiten, sondern vielmehr wichtige Grundlagen vermitteln, welche Sie bei der Suche eines ganzheitlichen Therapeuten unterstützen kann. Sicherlich gibt es eine Vielzahl von Patienten, welche sich mit Erfolg einer Eigentherapie unterzogen haben, jedoch bedarf es hierzu einer gehörigen Portion Eigenverantwortung, aber auch dem notwendigen Fachwissen und der Intuition so lange zu hinterfragen, bis man an der Wurzel des Übels angekommen ist.

Um Ihnen den Weg zu Ihrem Therapeuten, oder Ihrem Therapieweg so sicher wie möglich anzulegen, wird sich ein Kapitel intensiv mit den Therapieschwerpunkten beschäftigen, welche sich aus den vorangegangenen wissenschaftlichen Erkenntnissen ergeben.

Meiner Vorsorgepflicht entsprechend habe ich meine aktuellen Bücher- und die Inhalte meiner weitergeführten Studien bis aktuell 2024, hier kurz anhängend zu erwähnen:

Krebs jenseits der Chemotherapie

Krebs Wegweiser zur Heilung

Inhalt

- **Rechtshinweis** 6
- **Nutzungshinweis** 7
1. Zahlen und Fakten 1
2. Wir sind alle Tumorträger! 2
3. Die Enttarnung der Krebszelle als Trophoblast 9
4. Prof. John Beard und die Trophoblastenthese 11
5. Invasions- und Migrationsverhalten des Trophoblasten 22
6. Der programmierten Zelltod (Apoptose) 31
7. Die Ernährung der Krebszelle 43
8. Das krebsfreundliche Milieu 58
9. Mikroorganismen im Blut, in Verbindung mit Krebs 60
10. Krebs- Autoimmunerkrankungen und Pleomorphe Mikroben 91
11. Krebs als eine Infektionskrankheit durch Trichomonaden? 95
12. Die Dunkelfeld-Blutanalyse in der Praxis 110
13. Orthomolekulare Therapie 116
14. Psychoonkologie 123
15. Die innere Heilungsentscheidung 130
16. Traumen und deren Einfluss auf den Therapieerfolg 139
17. Mein persönlicher Heilungsweg 148
18. Die Grundsätze der ganzheitlichen Krebstherapie 164
19. Die Therapieplanung 171
20. Quellenverzeichnis 244
21. Buchempfehlung: 253

1 Zahlen und Fakten

Krebs:
1915, starb 1 Mensch von 27 an Krebs
1940, starb bereits jeder 7 Mensch an Krebs
Aktuell steht Krebs auf Platz 2, der krankheitsbedingten Todesursachen

Herzkreislauf:
Der Tod durch Herzkreislauf-Erkrankungen nimmt tatsächlich ab, steht jedoch immer noch auf Platz 1, dicht gefolgt von Krebs. Hierbei dürfen wir jedoch nicht vergessen, dass die Lebensqualität Betroffener, einer Herz-Kreislauf-Erkrankungen, weiterhin konstant schlecht ist. Die starken Medikamente, welche regelmäßig eingenommen werden, verschlechtern zeitgleich das allgemeine Milieu und belasten die Entgiftungsmechanismen enorm.

Diabetes mellitus:
Diabetes gehört zu den größten Volkskrankheiten. Aktuell ist jeder 13. von diesem Krankheitsbild betroffen. Bis 2030 soll die Zahl der Betroffenen von momentan 6. Millionen Menschen, mindestens um 10% steigen.

Autoimmunerkrankungen:
Auch hier ist die Entwicklung besorgniserregend. Schon jetzt sind ca. 4 Millionen Menschen von einer Autoimmunerkrankung betroffen, Tendenz steigend.

Es stellt sich unweigerlich die Frage, wie kann es sein, dass trotz einer weltweiten Forschung und immer neu entwickelter oder weiterentwickelter Medikamente, aber auch Vorsorgeuntersuchungen, Impfkampagnen, die Menschheit nicht gesundheitlich davon profitieren. Sofern sich nicht die Vernunft grundsätzlich von diesem ignoranten Wirtschaftsdenken trennt, ist und bleibt der Mensch scheinbar nichts weiter, als ein nachwachsender Rohstoff. Das Geschäft mit der Erschaffung- und der Erhaltung von schweren Krankheitsbildern, ist im Wesentlichen lukrativer, als die Heilung des Patienten.
Geht es denn überhaupt noch um Heilung?
Fakt ist, an einem gesunden Menschen lässt sich nichts zu verdienen!

2 Wir sind alle Tumorträger!

Ist die Krebserkrankung ein auswegloser Schicksalsschlag, oder sind wir alle Tumorträger?
Die Angst an Krebs zu erkranken, begleitet uns ein Leben lang. Schließlich steht Krebs mittlerweile an

Platz zwei, der krankheitsbedingten Todesursachen. Kaum jemand kann von sich behaupten, nicht schon einen Verwandten, Freund oder Kollegen durch diese dramatisch verlaufende Erkrankung verloren zu haben. Dramatisch ist der Verlauf besonders nach dem Einsatz aggressiver Therapieansätze, wie Chemotherapie oder Strahlentherapie. Ich selbst habe bereits drei nahe Verwandte durch diese Erkrankung verloren. Wenn man bedenkt, dass zwei meiner Verwandten fast zeitgleich mit mir die Diagnose Krebs erhielten und in kurzer Zeit verstarben, kann ich eine klare Unterscheidung zu mir und meinem Heilungsweg definieren. Sowohl mein Schwager wie auch mein Onkel hatten sich, unmittelbar nach der Diagnosesicherung, vertrauensvoll der orthodoxen schulmedizinischen Krebstherapie anvertraut.
Dennoch hatten beide letzlich nur noch wenige Monate zu leben. Ein Schicksal, welches sie mit unzähligen Betroffenen, innerhalb der letzten einhundert Jahre, teilen. Nachdem sich beide bis zur Diagnose noch gesund und vital, mitten im Leben befanden, wurden sie schon nach kurzer Therapieeinheit zum Pflegefall und verstarben.

Selbstverständlich hört man auch immer wieder von Patienten, welche trotz Chemotherapie nicht einen solch dramatischen Verlauf erleben. Doch bin ich davon überzeugt, dass solche Krebspatienten weit mehr tun, als sich ausschließlich der orthodoxen

Krebsmedizin anzuvertrauen, und sicherlich weitere Therapieansätze nutzten, welche sich eher im ganzheitlichen und natürlichen Bereich bewegen. Ich selbst, habe nach meiner Diagnose nie ein Krankenhaus, als Patient von innen gesehen. Ich habe mich bewusst gegen eine schulmedizinische Therapie entschieden. Meine Diagnose war im April 2008 und anhand dieses Buches, welches ich 2015 verfasst und 2019 aktualisiert habe, dürfte der Beweis erbracht sein, dass ich immer noch lebe. Nun stellt sich die Frage, lebe ich noch weil ich den richtigen Weg gegangen bin, weil ich eine mutige Entscheidung getroffen habe, oder hatte ich vielleicht nur Glück und meine Diagnose war nichts weiter, als eine zufällige Entdeckung eines Vorgangs, welcher von uns meist unbemerkt, in allen Menschen täglich als natürlicher Kreislauf vonstattengeht. Also ein Vorgang, welcher immer wieder aufkommen kann und nach einem erfolgreichen Heilungsprozess wieder verschwindet, solange der Körper nicht, in seinen natürlichen Selbstschutzmechanismen, vollends versagt.
In einem Bericht, von Dr. Binzel, bin ich irgendwann während meiner Studien zum Thema Krebs, auf einen interessanten Ansatz gestoßen, welcher mich unweigerlich in die richtige Richtung geführt hat. Laut Binzel ist Krebs ein natürlicher Prozess und geschieht meist unbemerkt und vielfach in unserem Körper. In einem späteren Kapitel zum Thema „Die

Trophoblastenthese", werden Sie auch verstehen, warum dies gar nicht anderes sein kann. So hat man Verstorbene in einem Altersgipfel zwischen 40 und 50 Jahren, welche nicht an Krebs verstorben waren, einer Autopsie unterzogen. Der Ansatz dieser Untersuchungen war festzustellen, wie viele der untersuchten Personen von Krebs betroffen waren, ohne davon Kenntnis zu haben.

Das Ergebnis:
- 33% der Frauen hatten Brusttumore
- 40% der Männer hatten Prostatatumore
- 98% beider Geschlechter hatten Schilddrüsentumore

Ich denke, dass dieses Ergebnis ein ganz neues Licht auf die Krebserkrankung wirft. Aus einer bösartigen Mutation der Zellen, mit meist tödlichem Ausgang, wird die Entgleisung, eines natürlichen Heilungsprozesses, von dem wir praktisch alle mehr oder weniger betroffen sein können, ohne Kenntnis davon zu haben.
Das zeigt jedoch auch, dass eine Krebserkrankung an sich, erst dann zu einem Problem wird, wenn die körpereigenen Schutzmechanismen versagen. Hierfür sind verschiedene Mechanismen verantwortlich. Wer diese Mechanismen, sowie die inneren und äußeren Einflüsse erkannt und verstanden hat, der hat auch die immensen

Möglichkeiten der ganzheitlichen Krebsprävention und Krebstherapie verstanden.

Diese Informationen, werden Sie in diesem Buch finden, und es eröffnet sich Ihnen somit ein Fundus an Möglichkeiten, auf Ihrem persönlichen Heilungsweg. Möglichkeiten, eine scheinbar tödliche Erkrankung zu überleben, und vom ersten Tag an mehr Lebensqualität zu gewinnen. Eines ist sicher, die in diesem Buch beschriebenen Therapieansätze, werden nicht nur nebenwirkungsfrei sein, sondern werden auch Tag für Tag Ihre Gesundheit, und somit Ihre Lebensqualität, verbessern.

Die erste Lektion in einem ganzheitlichen Krebsverständnis ist, dass wir nicht am Tumor versterben. Eine Ausnahme bilden die Tumore, welche durch Verdrängung lebenswichtiger Organsysteme, indirekt zu einem tödlichen Ausgang führen können.
Am Ende des Buches werden Sie verstehen, dass eine Therapie, ganz gleich ob es sich um die orthodoxe Krebstherapie oder der biologischen Krebstherapie handelt, welche sich *ausschließlich* auf den Tumor bezieht, letztlich zu keiner endgültigen Heilung führen kann!
Diese Tatsache ergibt sich daraus, dass der Tumor nicht die Krankheit an sich darstellt, sondern lediglich das Symptom eines multiplen

Krankheitsgeschehens darstellt, welches im Milieu begründet ist. Wenn man es genau nimmt, ist der Tumor die Ausbildung unserer letzten Schutzbastion. So erklärt es sich, dass wenn wir uns ausschließlich, oder im Schwerpunkt auf die Zerstörung der Tumorzellen beziehen, nichts weiter erreichen, als ein Multiorganversagen, an welchem der Krebspatient am Ende verstirbt.
Es ist mir bewusst, dass diese Beschreibung für viele Leser zuerst einmal verwirrend sein wird. Diese Aussage verhält sich absolut konträr zu den Therapieansätzen, innerhalb der letzten 100 Jahre, in der Krebstherapie. Wenn wir uns jedoch vor Augen halten, dass die Kernaussage der orthodoxen Schulmedizin über die Krebsentstehung und Krebstherapie, mittels Chemotherapie und Strahlentherapie, in eben diesem Zeitraum, zu einem wahren Krebsbankrott geführt hat, welcher in der schulmedizinischen Gesamtgeschichte ihres Gleichen sucht, muss jeder halbwegs gesund denkende Mensch nach nachvollziehbaren Antworten forschen!

Tragischer Weise ist dies in eben diesem Zeitraum von 100 Jahren, durch namhafte Wissenschaftler und Ärzte bereits umfänglich geschehen. Ihre bahnbrechenden Ergebnisse, wurden an Betroffene nicht herangetragen. Im Gegenteil, man unterzieht längst erwiesene Grundlagenforschungen immer weiteren Untersuchungen und verschleppt so wichtige Hinweise, welche zwangsläufig eine aggressive Therapie ausschließen müssten. Ein unfassbarer Zustand, welcher vermuten lässt, dass Interessengruppen, ihre wirtschaftlichen Interessen über das Leben, eines an Krebs erkrankten Menschen, stellen.

Natürlich besteht die berechtigte Frage:
Ergibt sich durch das Lüften bestehender Ursachenkenntnisse, auch eine Heilungsgarantie?
Wer Garantien einfordert, der hat kein wirkliches Vertrauen in die eigene Entscheidung zur ganzheitlichen und biologische Krebstherapie. Sie alleine werden am Ende die Entscheidung treffen, wie konsequent Sie die einzelnen Ansätze umsetzen, und wie klar Ihre innere Heilungsentscheidung ist. Die ganzheitliche und biologische Krebstherapie, ist keine Therapie im herkömmlichen Sinn, welche über eine gewisse Zeit durchlaufen wird, bis eine Heilung oder zumindest eine Besserung entstanden ist. Hier handelt es sich um eine komplette lebensverändernde Maßnahme, welche eine Heilung und das Ausbleiben eines Rezidivs nur dann sichern kann, sofern alle Faktoren in einem gesunden Gleichgewicht erhalten werden.
Sicherlich hört sich dies an, als müsse man jede Sekunde auf der Hut sein, einen gesundheitlichen Fehler zu begehen, aber so ist es nicht, zumindest nicht bei den Patienten die verstanden haben,

worum es wirklich geht. Krebs ist ein multiples Geschehen, eine absolute Entgleisung. Solange die Grundbasis des Organismus im Gleichgewicht bleibt, werden Sie nichts weiter, als ein Tumorträger sein, welcher sich über natürliche Mechanismen jederzeit selbst heilen kann. Verbleibt Ihr Organismus jedoch in einem krebsfreundlichen Milieu, dann kann und wird natürlich eine bösartige Entgleisung auch immer wieder entstehen können.

3 Die Enttarnung der Krebszelle als Trophoblast

Ist die Krebszelle wirklich eine bösartige Zellmutation, oder hat sie ihre physiologische Daseinsberechtigung im Lebenszyklus?
Es ist wesentlich einfacher in einer aggressiven Krebszelle etwas Körperfremdes zu sehen, als sich mit dem Gedanken auseinanderzusetzen, dass es sich im Grunde um einen unverzichtbaren Überlebensmechanismus unseres Körpers handelt, ohne den es uns überhaupt nicht geben würde.
Eine Entartung von Zellen, welche sich täglich, innerhalb unseres Körpers abspielen, hat im Körpersystem meist kaum spürbare Folgen, erst wenn eine ganz bestimmte Zelle betroffen ist, sprechen wir von einer extrem bösartigen und meist tödlichen Form des Krebses. Um diesen Gedanken

nochmals etwas zu vertiefen, müssen wir die Entartung in Bezug zur Bösartigkeit etwas näher betrachten. In unserem Körpersystem schützen uns bestimmte Mechanismen davor, nicht mehr funktionierende Zellen zur Apoptose, dem programmierten Zelltod, zu führen. Auch dieser Vorgang geschieht täglich unbemerkt in unseren Organismus. Während wir ständig neue Zellen bilden müssen, kommt es aus unterschiedlichen Gründen immer wieder dazu, dass Zellmutationen entstehen. Diese werden in einem gesunden Organismus direkt identifiziert und mittels eines sensiblen Kontrollsystems zerstört und abgebaut (Apoptose/ der programmierte Zelltod).

Namhaften Wissenschaftler stellte sich hierbei die berechtigte Frage: wie kann die bösartige Krebszelle diesen Schutzmechanismen umgehen? Wie kann die sogenannte Krebszelle praktisch unbemerkt von unserem Immunsystem und unserem Kontrollsystem, sich in einer solch aggressiven Art teilen und Tumore bilden, welche sich in Folge, im ganzen Körper etablieren können?

Eine nachvollziehbare Erklärung finden wir in den Beobachtungen von Prof. John Beard, einem renommierten Embryologen. Seine Beobachtungen zu diesem Umstand sind so revolutionär, wie simpel. Tragisch daran ist, dass es sich um eine Entdeckung handelt, welche bereits seit **1902** zu unserer Verfügung steht, und bis zum heutigen

Tage nicht wiederlegt werden konnte, aber dennoch in der schulmedizinischen Krebstherapie keine große Beachtung findet. Im Folgenden möchte ich Ihnen den feinen Unterschied und das überraschende Ergebnis von Prof. Beard nicht vorenthalten, denn diese Erkenntnis ist einer der Hauptpfeiler der ganzheitlichen Krebstherapie.

4 Prof. John Beard und die Trophoblastenthese

Wer die Trophoblastenthese inhaltlich verstanden hat, wird deren unschätzbaren Wert, in Bezug auf das ganzheitliche Krebsverständnis, erkennen. Diese Erkenntnis jedoch setzt die orthodoxe Sichtweise, in Bezug auf die Krebsentstehung, enorm unter Druck und stellt unweigerlich auch alle Therapieansätze der orthodoxen Schulmedizin in Frage.
Der nachfolgende Abschnitt von John Beard, sowie die Erfolgsgeschichte der ganzheitlichen Krebstherapie, welche unter anderem auf der Trophoblastenthese basiert, sprechen für sich. Mich persönlich bestürzt es zu tiefst, dass wir hier nicht von neuen Erkenntnissen sprechen, sondern von einer These aus dem Jahr 1902.

Der namhafte Embryologe Professor John Beard veröffentlichte in der medizinischen Zeitschrift „The Lancet" im Jahre **1902** einen Artikel, welcher sein umfassendes Verständnis in der Ursachenforschung zeigte. Seine Beobachtung sollte Beweis genug sein, dass die Krebszelle im Grunde, eine lebensnotwendige körpereigene Zelle ist. Würde man diese Einsicht weiter führen, so kann Krebs keine Erkrankung in sich sein, sondern wäre bestenfalls als eine Entgleisung zu sehen. Doch was hatte Beard bei seinen Studien herausgefunden? Hierzu kann ich nicht umhin, Ihnen einen Textausschnitt von Prof. Beard, in diesem Kapitel einzubinden, denn ich glaube, keine Erklärung könnte es besser auf den Punkt bringen:

Zitat Prof. John Beard/ 1902/ medizinisches Fachblatt „The Lancet"/ Trophoblastenthese:

Textausschnitt aus einem Artikel den Professor John Beard (Embryologe der Universität von Edinburgh) bereits 1902 im medizinischen Fachblatt „The Lancet" verfasste:
Es ist der Vormarsch einer Invasionsarmee. Aggressiv und millionenfach dringen die Zellen immer tiefer ins fremde Gewebe ein, Enzyme die die gesamte Umgebung aufweichen, machen ihnen den Weg frei. Keine Immunabwehr stellt sich den Eindringlingen in den Weg, denn diese tarnen sich so perfekt, dass sie für das

Immunsystem des Wirts unsichtbar sind. Ja, sie bringen die Abwehrzellen durch geschickte Manipulation sogar dazu, ihnen bei ihrem Vormarsch zu helfen.....

Wer nun davon ausgeht, dass hier über den Vorgang einer bösartigen Krebsentstehung berichtet wird, der irrt sich! Wenn man aggressiv mit bösartig gleich setzt, so gibt es klare Parallelen, aber hier wird nichts anderes beschrieben, als die Ausbildung der Plazenta. Verblüffend ist die Beobachtung, dass sich fast alle bekannten Tumormarker auch im Gewebe einer Plazenta nachweisen lassen.

Weitere Zusammenhänge konnte man in der invasiven Vorgehensweise des Schwangerschafts-Trophoblasten, wie auch bei der invasiven Krebszelle nachweisen, denn in beiden Fällen geschehen diese Vorgänge durch die gleichen Botenstoffe.

Selbst nach jahrelanger Forschung, im Vergleich zwischen Tumor- und Plazentazelle, konnte man keine tragenden Unterschiede feststellen. Kann man dieses Ergebnis als Zufall einstufen, oder müsste man nicht spätestens jetzt Krebs unter ganz neuen Gesichtspunkten einstufen?

Ausgehend dieser Forschungsergebnisse, dass eine Krebszelle ihre Entsprechung im physiologischen Lebenszyklus hat. Muss die Rolle der sogenannten Krebszelle, neu bewertet werden! Prof. Beard hatte wohl als Erster den klaren Zusammenhang zwischen der Krebszelle und dem Trophoblasten erkannt und erforscht. Dies bestätigt jedoch auch, dass Krebs durchaus als eine Stoffwechselerkrankung gesehen werden kann. Das wird verständlich, wenn man die Steuerung des Trophoblasten näher betrachtet. In späteren Kapiteln, werden wir aber noch wesentlich tiefer in die Ursachenforschung einsteigen, welche hinterfragen, welche Ursachen für die Entstehung der Krebsentgleisung verantwortlich sein können, denn die Trophoblastenthese allein, kann uns nicht alle Fragen umfassend beantworten. Somit ist und bleibt auch die Trophoblastenthese lediglich ein Puzzleteil von vielen Teilen, innerhalb der Krebsforschung.

Da das ganzheitliche Krebsverständnis nicht von einer spontanen Bösartigkeit ausgeht, muss das bösartige oder aggressive Vorgehen des Trophoblasten oder der Krebszelle ihre Entsprechung im physiologischen Lebenszyklus haben. Von einer Entgleisung des Trophoblasten an sich zu sprechen, würde uns wieder in eine falsche Richtung lenken, denn er ist das sichtbare Produkt einer Entgleisung und nicht die Entgleisung selbst.

Während der Schwangerschaft ist die Anwesenheit von Trophoblasten (primitive Stammzelle) ein physiologischer Zustand, denn Trophoblasten werden bei der Plazentabildung benötigt. Somit muss er, seiner Aufgabe folgend, in aggressiver Weise vorgehen. Der Schwangerschafts-Trophoblast, muss sich, ca. eine Woche nach der Befruchtung der Eizelle, für den Beobachter köperfremd und aggressiv verhalten. Sie muss in kürzester Zeit Oberflächen aufweichen, infiltrieren und sich rasant teilen. Um das umliegende Gewebe aufzuweichen, verfügt der Trophoblast über ein Helferenzym. Da es sich bei dem Trophoblasten um eine körpereigene Zelle handelt, bleibt sie für das Immunsystem unerkannt. Somit ist eine direkte Vitamintherapie gegen das erhöhte Zellwachstum an sich, wenig wirkungsvoll. Jedoch die direkte Wirkung auf freie Radikale und das damit verbundene Milieu, bietet uns so dennoch einen indirekten Therapieansatz gegen die Krebsursachen. Auch hier finden wir ein weiteres Puzzlestück.

Den Anreiz des Trophoblasten, sich während der Schwangerschaft zu teilen und somit invasiv (wucherndes Wachstum in das Nachbargewebe) zu wachsen, erhält der Trophoblast mittels Stimulation durch Steroidhormone.

In dem Augenblick, in welchem die embryonale Bauchspeicheldrüse die Enzyme Trypsin und Chymotrypsin selbst produzieren kann, wird die

Trophoblasten-Teilung, mittels enzymatischer Rückmeldung, eingestellt.

Info:

Der Trophoblast benötigt Steroidhormone, als Stimulus, um sich aggressiv zu teilen und invasiv zu wachsen. Er benötigt ein bestimmtes Enzym um das umliegende Gewebe aufzuweichen und er braucht die Enzyme Trypsin und Chymotrypsin aus der Bauchspeicheldrüse, um seine aggressive Zellteilung und das invasive Wachstum zu beenden. Voraussetzung ist hierbei jedoch die Rückmeldung, dass die Aufgabe des Trophoblasten abgeschlossen ist.

Außerhalb der Schwangerschaft ist die Trophoblastenzelle jedoch auch noch an Heilungsprozessen beteiligt. Man konnte feststellen, dass an jeder Stelle des Körpers, in welcher ein Krebsgeschehen nachweisbar ist, zeitgleich ein signifikanter Anstieg von Steroiden messbar ist. Es greifen somit offensichtlich die gleichen Mechanismen wie bei der Schwangerschaft. Kommt es bei einem Heilungsprozess nun aber nicht zum Abschluss der Heilung, würde der Trophoblast auch nicht die Rückmeldung, sein aggressives Wachstum einzustellen, erhalten. Hier erkennen wir zuerst einmal die ungesteuerte und vermehrte Zellteilung.

Wir müssen jedoch noch eine Stufe tiefer gehen. Bevor es zur Entartung kommen kann, bedarf es eines sogenannten krebsfreundlichen Milieus. Dieses Milieu hält den, sich immer weiter teilenden Trophoblasten in einer Art Endlosschleife fest. Im nicht zu Ende gebrachten Heilungsprozess und dem daraus resultierenden Milieu finden wir Steroide in hohem Maße vor. Die ständige Stimulanz bleibt also bestehen. Gleichzeitig versumpft das umliegende Gewebe immer stärker durch die Gärungsprozesse der Krebszellen. So haben wir ein krebsfreundliches Milieu, welches zuerst Ursache und dann auch, unter den Stoffwechselvorgängen der Krebszelle, Wirkung ist. Wir haben einen Stimulus, eine kompetente Zelle und ein krebsfreundliches Milieu; der Weg zur Entgleisung ist kaum noch aufzuhalten. Was wir nun benötigen sind Stoffe, welche uns innerhalb eines Heilungsprozesses unterstützen, sowie einem eventuellen parasitärem Befall entgegen wirken, denn nur so erhält der sich teilende Trophoblast die notwendige Rückmeldung, seine aggressive Zellteilung einzustellen. Weiterhin benötigen wir in einem späteren Therapieansatz einen biologischen Krebskiller, welchen wir normalerweise mit der Nahrung aufnehmen, sofern die Nahrung noch ausreichende Qualitätsmerkmale aufweist.

Biologische Krebskiller sind Stoffe, welche der Körper, neben dem natürlichen Kontrollsystem benötigt, aber mit der Nahrung aufnehmen muss. Leider werden solche biologischen Krebskiller auch von Naturheilkundlern immer wieder als **Wundermittel** gegen die Krebszelle propagiert. Hier bitte ich um Vorsicht, es gibt keine Wundermittel, und ich als Therapeut fände es auch als außerordentlich naiv alleine auf solche Mittel zu vertrauen. Zum einen stellen sie nur einen Anteil eines multiplen Therapiesystems dar, und zum anderen fokussieren sie den direkten Blick wieder auf das seit 100 Jahren vorherrschende Feindbild: den totbringenden Tumor. Aber genau auf dieser falschen Sichtweise, basieren doch der vorliegende Krebsbankrott und die fehlenden Therapieerfolge, bei gleichzeitig ständig steigender Durchkrebsung der Weltbevölkerung.

Diese Erkenntnisse konnten bis heute nicht widerlegt werden, und zeigen einen nachvollziehbaren Beweis, für den ganzheitlichen Charakter der Krebsentstehung. Krebs ist die Folge eines nicht zu Ende geführten Heilungsprozesses, das Ergebnis einer Entgleisung einzelner oder multipler Faktoren. Die Krebszelle, sofern es sich um eine körpereigene Zellstruktur handelt, ist ein Trophoblast, dessen Funktionsmechanismen außer Kontrolle geraten sind.

Info

- Der Stimulus des Trophoblasten erfolgt durch Steroidhormone, welche außerhalb der Schwangerschaft, in hoher Anzahl auch bei chronischen Entzündungsprozessen vorzufinden sind.

- Ist die Ausbildung der Plazenta beendet, oder ein Entzündungsprozess abgeschlossen, erhält der Pankreas eine Rückmeldung, worauf die Enzyme Trypsin und Chymotrypsin freigegeben werden und die Aktivität des Trophoblasten stoppen.

- Zur ungebremsten Teilungsaktivität benötigen wir, ein krebsfreundliches Milieu, pathogene Mikroorganismen, das Fehlen von Krebskillern aus der Nahrung, einen Enzymmangel und eine orthomolekulare Entgleisung (Nährstoffentgleisung)

Die Trophoblasten-Stimulanz außerhalb der Schwangerschaft ist also nichts anderes, als ein Heilungsprozess. Die Anregung, den natürlichen Heilungsmechanismus in Gang zu setzen, kann viele Ursachen haben.
- Verletzungen
- Trichomonaden
- Parasitenbefall (allgemein)
- Viraler Befall
- Bakterien

- Chronische Entzündungsprozesse
- Chemikalien
- Umweltgifte
- Wohngifte
- Lebensmittelgifte (Zusätze)
- Fehlernährung
- Mangelzustände

Vor allem jedoch chronische Entzündungsherde! Das starten eines Heilungsprozesses verfolgt immer den gleichen Plan: Die Erhaltung und der Schutz der Zellen. Wodurch eine Zellschädigung letztendlich erfolgt ist, ist unerheblich für die Reaktion des Körpers.

Mit diesem Wissen sollte jedem bewusst sein, dass der Kampf gegen Krebs nicht ausschließlich an der Krebszelle selbst stattfinden darf und kann, sondern an den Ursachen und den damit verbundenen Entgleisungen.

```
            Aufgaben des
            Trophoblasten
           ↙           ↘
  Ausbildung der    Heilungsprozesse
    Plazenta
           ↘           ↙
      Überlebensstrategie des
           Trophoblasten
```

Kann sich unter Ausschluss von Sauerstoff durch Glukose-Vergärung ernähren

Kann sich 300mal schneller teilen als eine normale Zelle

Kann sich in jedes Gewebe definieren

Wird von der Immunabwehr nicht erkannt

Verfügt über ein aggressives und infiltrierendes Wachstum

Ganz zu Anfang hatte ich davon gesprochen, dass die Krebszelle ein Trophoblast ist und somit eine Berechtigung im Lebenszyklus hat. Der bösartigen Entgleisung in der Zellteilung des Trophoblasten, gehen verschiedene Faktoren voraus. In diesem Kapitel möchte ich nochmals etwas näher auf die Steuermechanismen eingehen, denn nur so kann man auch eine Entgleisung natürlicher Steuermechanismen verstehen.

An dieser Stelle werden wir uns von der physiologischen Aggressivität des Trophoblasten zur bösartigen Entgleisung des Trophoblasten bewegen, und somit zur eigentlichen Krebsentstehung kommen.

5 Invasions- und Migrationsverhalten des Trophoblasten

Das aggressive Invasionsverhalten des Trophoblasten kann mittels Enzymen, Hormonen, aber auch Zytogenen sowohl positiv, wie auch negativ beeinflusst werden. Wie bereits beschrieben, hat der Trophoblast nicht nur eine wichtige Rolle im Frühstadium der Schwangerschaft, sondern auch bei Heilungsprozessen übernimmt der Trophoblast eine tragende Rolle. Diese Aufgabe kann ausschließlich ein Trophoblast erfüllen, denn er besitzt als nicht differenzierte Zelle (primitive Stammzelle) noch alle Merkmale des vollständigen Organismus. So ist er in der Lage sich in jedes Gewebe und jedes Organ, bis hin zu einem Embryo zu definieren. Interessant ist, dass man ca. 80% dieser Zellen in den Eierstöcken und den Hoden vorfinden kann. Dies ist innerhalb der Evolutionsgeschichte, als Absicherung der Nachkommenschaft ein wichtiger Faktor. Der Rest der unspezifischen Trophoblasten ist auf unseren Organismus verteilt. Während die 80% für eine embryonale Ausbildung verantwortlich sind, stehen die restlichen 20% für Heilungs- und Regenerationsprozesse zur Verfügung. In Bezug auf die Krebsentwicklung, sind gerade diese 20% des sogenannten Heilungs-Trophoblasten, von immenser Wichtigkeit.

Nehmen wir einmal an, es seien die Voraussetzungen erfüllt, dass der Heilungs-Trophoblast in unserem Körper benötigt wird. Dies kann die verschiedensten Ursachen haben wie:
- Verletzungen/ Traumen allgemein (auch Operationen)
- Intoxikationen jeglicher Art
- Krankheitserreger
- Chronische Übersäuerung
- Psychischer Stress
- Strahlen

Chronische Entzündungsprozesse!

Automatisch werden hohe Dosen an Steroidhormonen freigesetzt. Diese benötigen wir in

Heilungsprozessen, um die Teilung des Trophoblasten anzuregen. Zuerst einmal ist es bis zu diesem Augenblick ein ganz normaler, physiologischer Heilungsprozess, welchen wir täglich unbemerkt durchlaufen. Nun kommen wir zur Entgleisung der Trophoblastenteilung, welche eine klar ersichtliche Ursache aufzeigt:

Der Heilungsprozess konnte nicht beendet werden!

Info:
Der Trophoblast spielt in der Entstehung der Krebserkrankung eine Hauptrolle. Als Heilungs-Trophoblast wird die Produktion, im Falle einer vorliegenden Heilungsindikation mittels Steroidhormonen, zur vermehrten Teilung stimuliert. Die Teilungsaktivität ist an den Heilungsabschluss gekoppelt. Wird ein Heilungs- oder Reparaturvorgang nicht abgeschlossen, besteht der Teilungsimpuls des Trophoblasten ungebremst weiter.

Somit könnte man Krebs nicht als Erkrankung, sondern als Folge eines nicht zu Ende gebrachten Heilungsprozesses bezeichnen!
Nachdem wir uns mit der Teilungs-Stimulanz des Trophoblasten beschäftigt haben, ist es unumgänglich auch den Mechanismus zu besprechen, welcher für die Eindämmung des

Trophoblasten und somit der Beendigung der aggressiven Teilung zuständig ist. Ebenso wie beim Schwangerschafts-Trophoblasten haben wir auch bei Heilungs-Trophoblasten, insbesondere die Enzyme Trypsin und Chymotrypsin, im Mittelpunkt der Kontrollmechanismen. Sie beenden die Zellteilung jedoch nur, wenn der Teilungsindikator nicht mehr besteht. Das bedeutet in der Schwangerschaft ab ca. der achten Woche und beim Heilungsvorgang nach dessen Abschluss. Kommt es nun aber im Körperinneren zu chronischen Heilungsherden, welche nicht zum Abschluss gebracht werden können, entstehen automatisch sogenannte Trophoblasten-Herde mit einer scheinbar ungebremsten und aggressiven Teilungsaktivität. Solche Heilungsherde entstehen immer dort, wo eine:

- orthomolekulare Entgleisung (Mangel an Nährstoffen)
- ein übersäuertes Gewebe
- eine unzureichende Sauerstoffversorgung der Zellen allgemein
- eine Stoffwechselentgleisung (Kohlehydratvergiftung und einer Übersättigung des Gewebes mit toxischen Stoffen
- Bakterientoxinen/ Pilzen) usw.

vorliegen. In einem solchen Milieu, fallen alle ansonsten vorliegenden Schutzmechanismen, wie die Apoptose (programmierter Zelltod) aus, im Gegensatz zur normalen Zelle, welche sich mittels der Glukose Verbrennung mit der notwendigen Energie versorgen muss. Für solche Verbrennungsvorgänge benötigen wir Sauerstoff. In einem übersäuerten und toxischen Milieu finden wir jedoch einen Sauerstoffmangel vor, welcher eine normale Zellversorgung brachlegen würde. Für den Trophoblasten jedoch ist dies kein Problem, denn der Trophoblast muss naturgemäß über eine gewisse Resistenz verfügen, um seine Arbeit im Organismus unter schwersten Bedingungen aufrechterhalten zu können. So verfügt der Trophoblast über die Fähigkeit, unter Ausschluss von Sauerstoff, mittels Vergärungsprozessen seine Teilungsaktivität fortzusetzen. Das Fatale ist, dass in diesem Stadium der Trophoblast das umliegende Gewebe durch die vorliegenden Gärungsprozesse immer weiter durch Milchsäureabgabe übersäuert, und somit eine bestehende Heilungsresistenz letztlich, durch eigene Abfallprodukte mitschädigen wird. Dies zeigt, dass auch dieses ausgeklügelte Notprogramm, nur eine Akuthilfe ist und auf Dauer nicht oder nur schwer zu steuern ist.

Da wir schnell in eine solche Situation kommen können, benötigen wir auch noch äußere Faktoren, um zum einen Heilungsprozesse positiv zu unterstützen, wie Vitamine, Mineralien,

Spurenelemente, Aminosäuren und nicht zuletzt, die natürlichen Krebskiller. Diese Helfer beeinflussen den Säure-Basen Gehalt im Blut, schützen uns vor freien Radikalen und unterstützen uns, die entgleisten und überflüssigen Trophoblasten zu zerstören oder in ihrer Teilung zu stoppen. Antioxidantien helfen uns, das allgemeine Körpermilieu vor freien Radikalen zu schützen und dienen somit als Heilungsunterstützung. Biologische Krebskiller, welche wir naturgemäß mit unserer pflanzlichen Nahrung aufnehmen, arbeiten ähnlich wie eine Chemotherapie; mit einem gravierenden Unterschied: Sie können zwischen gesunden und entgleisten Zellen unterscheiden. Die Natur hat uns eine solche Vielfalt an Krebskillern geschenkt, dass wir im Normalfall nichts zu befürchten hätten, wenn sich unsere Ernährungslage nicht dramatisch ungünstig entwickelt hätte. Zum einen hat sich das Maß Fehlernährungen, und der damit verbundenen Stoffwechselentgleisungen, in einem Maße entwickelt, welches kaum noch kompensier bar ist, und zum andern wird unser Organismus immer häufiger mit Stoffen konfrontiert, welche unseren Organismus nach und nach zu einem lebensfeindlichen Ort machen. So steigen praktisch täglich die Chancen an Krebs zu erkranken, drastisch an. Greifbar wird dies an der Statistik der Krebstoten in Deutschland. Hier stehen

Krebspatienten bereits auf Platz zwei der krankheitsbedingten Todesfälle.

Neben dem Umstand der Umweltbelastung, der Lebensmittel- und Wohngifte, aber auch der medikamentösen Belastung, haben wir durch Überzüchtungen, Überdüngungen, Genmanipulationen und das massive Herauszüchten von Bitterstoffen aus unserer pflanzlichen Nahrung, die letzte Bastion im Kampf gegen Krebs aus der Nahrung verbannt.
Sobald einer dieser biologischen Krebskiller gefunden wird, kommt es zu zwei Prozessen. Zuerst beginnen die großen und mittleren Pharmaunternehmen über Langzeitstudien, den Nachweis der Wirksamkeit des Naturstoffes nachzuweisen. Haben sie dies mit Erfolg gemacht, stürzen sich Hersteller des Naturprodukte-Marktes auf den Wirkstoff, oder besser gesagt, auf den Lieferanten, und vermarkten und verkaufen ihn als Extrakt. Zeitgleich laufen weitere Forschungen im Hintergrund, um den extrahierten Wirkstoff chemisch zu kopieren. Dies ist für die Pharmaindustrie eine notwenige Vorgehensweise; denn zum einen haben die Vorstudien sehr viel Geld verschlungen, und zum zweiten kann man ein Naturprodukt nicht patentieren. Mit anderen Worten, wenn es der Pharmaindustrie nicht gelingt einen solchen Wirkstoff zu patentieren, versumpft er in den unzähligen Verkaufsportalen, und die oft

bahnbrechende Wirkung im Kampf gegen Krebs, aber auch vieler anderer schwerer Erkrankungsbilder, bleibt der breiten Bevölkerung und vor allem den Betroffenen meist verborgen. So wird vordergründig immer noch die anerkannte, wenn auch hochtoxische Chemotherapie propagiert. Nach Recherchen betragen die Kosten für eine Blocktherapie mit Chemotherapeutika ca. 40.000 Euro je Krebspatient. Im Durchschnitt werden bis zu 10 Blöcke angewandt. Dies bedeutet für die Pharmaindustrie ein Umsatzniveau von ca. 16 Milliarden alleine in Deutschland. Der Umsatz der Pharmaindustrie seit Kriegsende betrug bereits im Jahr 2002 ca. 320 Milliarden Euro. Mit anderen Worten machten im Jahr 2002 die Umsätze im medizinischen Bereich insgesamt, schon ca. 12% des deutschen Bruttosozialproduktes aus. Und während sich seit dem Jahr 1950, die Ausgaben im Gesundheitswesen innerhalb Deutschlands, um das Hundertfache multipliziert haben, steigen zeitgleich schwere und vor allem tödliche Erkrankungsbilder in rasantem Tempo an. Diese Entwicklung belegt den medizinischen Bankrott doch mehr als deutlich.

Wer mehr über die Chemotherapie erfahren möchte, der findet hierüber ausreichend Informationen im Internet. Die grundsätzlichen Informationen, was eine Chemotherapie überhaupt ist, werde ich hier nur kurz ansprechen, da das Basisthema in diesem Buch die ganzheitlichen

Therapieansätze sind. Dennoch benötigen Betroffene zu ihrer Entscheidungsfindung, auch umfangreiche Informationen. Man kann sich nur zwischen verschiedenen Therapierichtungen entscheiden, wenn man weiß, worum es sich handelt und worin sich die Therapieansätze unterscheiden. Sicherlich gibt es Patienten, die sich ähnlich wie Vegetarier verhalten. Wenn sich ein Vegetarier in einem Restaurant die Speisekarte anschaut, wird er zielgerichtet fleischhaltige Angebote unbeachtet lassen. Nun gibt es aber auch den Patienten, der noch in einer großen Verunsicherung schwebt. Das Dogma der Schulmedizin bröckelt zwar zusehends, aber immer noch ist die Präsenz des Schulmediziners in den Köpfen der Menschen ebenso raumfordernd, wie ein Tumor. Selbst wenn sich Betroffene sicher sind, dass eine Chemotherapie nicht hilft, werden sie sich meist, im Fall der Fälle, in die Hände eines klassischen Onkologen begeben. Das scheinbar allwissende Image des Schulmediziners ist über Jahrhunderte, wie ein gedankliches Erbe an uns weiter gegeben worden. Wir haben längst verlernt zu hinterfragen, oder noch besser, etwas in Frage zu stellen. Dieser Umstand ist der schwierigste Part für den ganzheitlichen Krebstherapeuten. Solange der Krebspatient nicht die Notwendigkeit verinnerlicht hat, selbstverantwortliche Entscheidungen über seinen Therapieweg zu treffen, kann der Therapeut nur einen Bruchteil des

Erfolges erreichen. In dem Kapitel „Psycho-Onkologie" werde ich hierzu auch Beispiele anführen, welche ein enormes Ausbremsen einer Therapie aufzeigen. Aber hierzu später mehr!

6 Der programmierten Zelltod (Apoptose)

Die Bezeichnung Apoptose, umschreibt den sogenannten programmierten Zelltod. Dieser Vorgang dient der Zellauslese, also der Aufrechterhaltung von ausschließlich funktionellen Zellen und somit auch funktionellem Gewebe- und Organsystemen. Die Apoptose wurde erstmals 1842, durch Carl Vogt, beschrieben. Eine Apoptose unterscheidet sich von einer Nekrose insofern, dass bei der Apoptose kein Zellplasma freigesetzt wird und es somit auch nicht zu einer Entzündungsreaktion kommt. Dieser unterschiedliche Vorgang, wurde erstmals durch die Wissenschaftler Kerr, Wyllie und Currie 1972 dokumentiert. Gerade die Besonderheit, dass die einzelnen Zellfragmente in einer Membran abgeschirmt bleiben, ist dafür verantwortlich, dass der Körper vor eventuellen toxischen Zellanteilen geschützt bleibt. Dadurch bleiben auch die typischen Entzündungsmerkmale aus, welche wir bei einer Nekrose vorfinden.
Es gibt verschiedenste Aufgabengebiete, des programmierten Zelltodes:

- Eliminieren von geschädigten oder entarteten Zellen
- Kontrollfunktion einer überschießenden Zellteilung und somit auch Größenkontrolle einer Gewebeneubildung
- Kontrolle des regelmäßigen Zellaustausches
- Auswahl genetisch intakter Keimzellen
- Einen für uns alle greifbaren Ansatz der Apoptose, finden wir zum Beispiel auch in der Embryonalzeit, bei welcher Zellstrukturen, wie zum Beispiel im Müller´schen Kanal, sich zur Gebärmutter entwickelt, und sich somit letztlich aus einer männlichen Entwicklungsstufe heraus differenzieren.
- Auch bei, mit Erregern jeglicher Art infizierte Zellen, verfolgt die Apoptose den Plan, durch deren Vernichtung den restlichen Zellapparat zu schützen.

Der Ablauf einer Apoptose erfolgt in sechs Schritten:
- Die betroffene Zelle schrumpft und verliert an Umfang
- Die Zelloberfläche zeigt eine blasenförmige/ konkave Struktur
- Es folgt eine Verflüssigung der DNA-Struktur
- Das Kraftwerk (Mitochondrien) der Zelle, wird abgebaut
- Die Zelle wird in Membranumhüllte Teilstücke zersetzt

- Der Schutz der Zelle wird aufgehoben, und sie wird nun schutzlos äußeren Einflüssen ausgeliefert

Nach diesem letzten Vorgang sind die Makrophagen in der Lage die Rezeptoren zu erkennen, die vorliegenden Zellfragmente zu phagozytieren, und die, bei der Apoptose freigesetzten Cytokine, zu sezernieren (absondern). Wir unterscheiden insgesamt drei verschiedene Apoptose-Mechanismen:
- Die Apoptose durch externe Signale (extrinsische Apoptose)
- Die Apoptose durch den „Apoptosis-Induncing Faktor (AIF) aus dem Inneren der Mitochondrien
- Gekoppelte extrinsische und intrinsische Apoptose

Die Apoptoseresistenz

Nachdem wir die Notwendigkeit der Apoptose definiert haben, stellt sich die Frage, warum es zu einem Ausfall des so wichtigen Apoptose Prozesses kommen kann. Hierzu müssen wir uns nochmal die drei Hauptsteuermechanismen einer Apoptose anschauen:
- Aussenden eines Apoptose-Signals, ausgehend von der betroffenen Zelle
- Apoptose-Vorgang
- Phagozytose (Aufnahme) der Zelltrümmer

Der physiologische Vorgang einer Apoptose, dauert in der Regel nicht einmal eine Stunde. Es wird dadurch im Gesamtorganismus, nur eine überschaubare Anzahl von Zellen detektiert, was bei einer Nekrose komplett anders verläuft. Hier wird durch regelrecht geplatzte Zelltrümmer eine Überreaktion des Immunsystems verursacht, was direkt zu einer Einwanderung von Immunzellen in das betroffene Zellgewebe führt.

Beim spezifischen Ablauf der Apoptose finden wir einen hochkomplizierten Vorgang, welcher durch verschiedene Initiator- Caspasen gestartet wird, und deren Substrat als Effektor-Caspase bezeichnet wird. Diese Effektor-Caspasen führen somit die eigentliche Apoptose aus.

Damit es zu keiner versehentlich ausgelösten Apoptose kommen kann, gibt es eine Familie von Caspasen-Inhibitoren (Inhibitor of Apoptosis/ IAP´s), welche in der Lage sind Caspasen zu binden, und somit auch grundsätzlich zu einer Hemmung in der Lage sind. Diese verhalten sich wie ein Puffersystem, welches eine nicht indizierte Apoptose verhindert, sowie ein latentes Apoptose-Signal unter Kontrolle bringt und reguliert.

Nun geht die Forschung, gerade in Bezug auf die Krebszelle und deren Apoptose Resistenz, differenzierte Wege. Hierbei geht man von sogenannten antiapoptotischen Proteinen (Bcl-2 und Bcl-xL) aus, welche die äußere Mitochondrien-Membran stabilisieren und außerdem mit der

Aktivierung des NF-kB, der Apoptose entgegen wirken. Man konnte feststellen, dass bei vielen Krebserkrankungen das antiapoptotische Protein Bcl-2, wesentlich erhöht ist und es dadurch zu einer mangelnden Reaktion der Apoptose-Stimuli kommt. Weiterhin haben 2011 Forscher in Gießen, eine regelrechte Überlebensstrategie der Krebsstammzelle entdeckt. Man ist sich, nachdem die Trophoblastenthese Jahrzehnte in Frage gestellt wurde, endlich auch in aktuellen Wissenschaftskreisen einig, dass ein Tumor zu einem bestimmten Anteil aus Stammzellen besteht. Die Bösartigkeit des Tumors ist eng mit der Anzahl der Stammzellen in Verbindung zu bringen. So konnten die Forscher bei Hirnzelltumoren einen Eiweiß-Komplex identifizieren, welcher die Aktivität der Krebsstammzellen, des Glioblastoms, steuert.

Infobox:
Während sich die Schulmedizin, im Kampf gegen Krebs, zu Thema der „Apoptoseresistenz" in der Forschung stark etablieren konnte, müssen wir aus ganzheitlicher Sicht doch klar erkennen, dass dieser Umstand nicht als alleiniger Ansatz in der Krebstherapie stehen kann. Alleine in einer Apoptoseresistenz die Ursache der Zellentgleisung zu sehen, wäre zu vereinfacht. Es ist jedoch mit Sicherheit ein ernst zu nehmender Forschungsansatz, welcher im

gesamttherapeutischen Ursachenkonzept seine Berechtigung hat.

Als ganzheitliche Therapeutin, habe ich die verantwortungsvolle Aufgabe, wissenschaftliche Erkenntnisse in meine therapeutischen Ansätze sinnvoll und verantwortlich einzubauen. Um es für Sie, als Betroffenen und zugleich medizinischen Laien, auf einen verständlichen Kontext zu bringen, habe ich eine Zusammenfassung bestehender Einsichten, seitens der zitierten Schulmedizin, unter ganzheitlicher Sicht auf den Punkt gebracht.

Infobox:
Die Krebszelle hat alle Merkmale einer primitiven Stammzelle. Insoweit könnte man bei der Krebszelle von einer entgleisten Stammzelle ausgehen, welche man in einem solchen Fall als Krebsstammzelle bezeichnet.
(In einem späteren Kapitel, werden wir die Tumorbildung allerdings nochmals, anhand wissenschaftlicher Forschungsergebnisse, in körpereigene Tumore und körperfremde Tumore einteilen müssen)
Die beiden Hauptaufgaben der Stammzelle sind die Ausbildung der Plazenta und der Initiierung notwendiger Heilungsprozesse.
Für diese Aufgaben ist die Krebszelle physiologisch mit ganz bestimmten Merkmalen ausgestattet:

- Eine bis zu 300fach schnellere Teilung
- Aggressives, infiltrierendes Wachstum in jedes Gewebe
- Für das Immunsystem unangreifbar, da es sich um eine körpereigene Zelle handelt
- Fähigkeit, sich in jedes Gewebe und Organ zu definieren

Abschließende Zusammenhänge, ab wann eine Stammzelle zum aggressiven Krebsleiden wechselt:
Weitere Merkmale macht die Stammzelle, zumindest für direkte Angriffe, insbesondere für Chemotherapeutika, scheinbar unbesiegbar. Sie hat die Möglichkeit anaerob, also unter absolutem Ausschluss von Sauerstoff, weiter zu funktionieren, und sich so mittels der Glukose-Vergärung, im Gegensatz zur normalen Glukose-Verbrennung, mit der notwendigen Energie zu versorgen. Bei einem anaeroben Milieu handelt es sich nicht um das lebensnotwendige physiologische Milieu, sondern um ein pathologisches Milieu. Dieses Milieu ist die Folge einer multiplen Entgleisung des Körperstoffwechsels. Hierzu tragen Fehlernährung, Mangelernährung, toxische Stoffe, Parasiten, Viren und Bakterien, Stress, Strahlen, Chemikalien mit folgender chronischen Übersäuerung des Gewebes, gleichwohl bei. Hieraus ergeben sich chronisch entzündliche Prozesse, welche das Körpersystem mit Steroidhormonen geradezu

überschwemmt. Diese wiederum ordern zur Einleitung des Heilungsprozesses, fortlaufend die Stammzellen ein. Während diese Stammzellen zunehmend in einem toxischen Milieu, unter anaerober Ernährungslage, auch selbst immer mehr Milchsäure an das umliegende Gewebe abgeben, und somit ein nicht abgeschlossener Heilungsvorgang resultiert, vollzieht sich die bösartige Wandlung des Heilungs-Trophoblasten, in die für uns gefürchtete Krebserkrankung. So richten sich, die ansonsten notwendigen Überlebensmechanismen unserer Stammzelle, gegen unseren eigenen Organismus.

Spätestens ab diesem Zeitpunkt scheint es doch sehr kurzsichtig, die erforderlichen Forschungen im Kampf gegen Krebs in erster Linie auf die Apoptoseresistenz, oder die Zerstörung der Tumormasse zu richten. Wenn ein Eimer am überlaufen ist, kann ich versuchen mit einer Kelle immer wieder überschüssiges Wasser abzuschöpfen, oder ich schalte die Ursache des Überangebotes aus und drehe den Wasserhahn ab!

Die Wege der Entgleisung:
• Dies sind im Grunde alle Faktoren die dazu beitragen, dass der Heilungs-Trophoblast überhaupt stimuliert werden muss.

- Weiterhin sollte das Krebsfreundliche Milieu in ein krebs**unfreundliches** Milieu umgewandelt werden.
- Ein weiterer Ansatz, ist, der bösartigen Krebszellteilung ihre Hauptnahrungsquelle zu entziehen, nämlich Glukose.

Ein weiter wichtiger Aggressor sind toxische Stoffe, Schwermetalle, Parasitentoxine und nicht zuletzt psychischer Stress

- Sind die vorangestellten Maßnahmen erfolgt, können wir zusätzlich auch biologische Helfer aus der Natur einbinden, welche sich innerhalb unzähliger Studien, als natürliche Krebskiller erwiesen haben.

Die natürlichen Helfer sind in der Lage, der Krebszelle auf verschiedensten Ebenen entgegen zu treten. Die wichtigsten sind zum einen die Stoffe, welche eine Apoptose induzierte Wirkung haben und somit der Apoptoseresistenz entgegen arbeiten.

Andere Stoffe, wie cyanogene Bestandteile, zerstören im Zusammenspiel mit bestimmten Enzymen direkt die Krebszelle, wobei die gesunde Zelle unversehrt bleibt.

Wieder andere Stoffe, arbeiten durch ihre antioxidative Wirkung, positiv auf das Gesamtmilieu ein und schaffen somit ein krebsunfre**undliches** Milieu.

Da die Schulmedizin den Tumor jedoch als Hauptfaktor fokussiert, zeigen sich nach wie vor, nicht nur keine erwähnenswerten Therapieansätze, sondern auch fragwürdige Therapiekaskaden, welche in sich das Milieu, das sich ohnehin in einer absoluten Entgleisung befindet, zusätzlich in seiner Negativentwicklung unterstützt, und den bösartigen Vorgang drastisch beschleunigt.

In einem späteren Kapitel, zu pathologischen Mikroorgansimen, werde ich nochmals näher erklären, dass die vorzeitige Zerstörung der Krebszelle in den meisten Fällen und in einer logischen Konsequenz, zu einem Multiorganversagen führt.

Wie Sie den voran besprochenen Inhalten entnehmen konnten, spielt die Apoptoseresistenz erst im letzten Entwicklungsstadium eine Rolle. Die vorgelagerten Faktoren, welche das gesamte Körpermilieu negativ geprägt haben, sind ursächlich für das Ausbleiben einer notwenigen Apoptose, der entgleisten Stammzelle. Ab dieser Stelle müssen wir reflektieren, dass der alleinige Einsatz von sogenannten Krebskillern, oder einer Apoptose-Stimulanz, den Krebs nicht besiegen kann! Solange das krebsfreundliche Milieu vorherrscht, können solche Krebskiller auch unter optimaler Zufuhr, maximal punktuell, aber nicht endgültig zur Heilung führen. Im Gegenteil, in einem späteren Kapitel werde ich die wichtige

Aufgabe des Trophoblasten im Kampf gegen pathologische Mikroorgansimen beschreiben. Sie werden erkennen, dass in einem solchen Zusammenhang eine Zerstörung der Krebszelle, ob durch eine Chemotherapie, Strahlentherapie, oder auch durch biologische Krebskiller, zu einem Multiorganversagen führen kann und der Patient letztlich stirbt, obwohl der Tumor offensichtlich verschwunden ist.

Krebsfreundliches Milieu

⬇

- Oxidativer Stress
- Nahrungsgifte
- Bakterien/Viren
- Strahlen
- Chemikalien
- Orthomolekulare Entgleisung

⬇

- Immunabwehr unwirksam
- Anti-Apoptose-Faktoren aktiv
- Umstellung auf Milchsäurevergärung
- Ungebremste Zellteilung

KREBS

7 Die Ernährung der Krebszelle

Wie unterscheiden sich die Ernährung und der Stoffwechsel der Krebszelle von anderen Zellen und wie können wir dieses Wissen in der Krebstherapie nutzen?
Dr. Charles B. Simon, ein bekannter Krebsspezialist aus den USA, gehört zu den Therapeuten die einen klaren Zusammenhang zwischen Ernährung und Krebs sehen. In seinem veröffentlichten Buch „Krebs und die Ernährung", steht ein Zehn-Punkte-Plan, der zur Verringerung des Krebsrisikos beitragen soll. Auch andere namhafte Wissenschaftler erkennen in der massiven Ausbreitung von Krebs eine klare Verbindung zu einer sogenannten „Wohlstandsgesellschaft". Nun möchte ich diesen Behauptungen etwas näher auf den Grund gehen und mich nicht allein auf Buchempfehlungen und Zitate beschränken.
Der Zusammenhang wird erkennbar, da durch das Übersäuern und Vergiften der Zellen, mit anschließender Stoffwechselentgleisung, der Krebszelle ein Nahrungsreservoir geboten wird, welches ein ungebremstes Wachstum unausweichlich macht.
Aber auch diese Erkenntnis ist uns schon geraume Zeit bekannt. Gerade in Bezug auf die Ernährung der Krebszelle hatte uns Otto Warburg (1883-

1970), einen der wichtigsten Hinweise in Bezug auf die Krebsentstehung eröffnet. Otto Warburg (1883-1970), ein mit sechs Nobelpreisen ausgezeichneter Naturwissenschaftler, eröffnete erstmals 1929 seine Hypothese über die Ernährung der Krebszelle. Dabei steht im Vordergrund, dass sich der Stoffwechsel einer gesunden Zelle von dem Stoffwechsel einer Krebszelle maßgeblich unterscheidet. In einem Versuch 1923, entzog er gesunden Zellen die Sauerstoffversorgung, worauf die Zellen in ihrem natürlichen Drang zu überleben, von einer aeroben Ernährung in eine anaerobe Ernährung umschalteten und sich nicht über die Glukose-Verbrennung, sondern über die Glukose-Vergärung ernährten. Ab diesem Zeitpunkt teilte sich jedoch die Zelle in einer deutlich aggressiveren Weise. Bis zuletzt war Warburg von seiner Entdeckung überzeugt, auch wenn diese Entdeckung in der orthodoxen Krebstherapie wenig, bis keine Beachtung fand. Hätte man dieser Erkenntnis offen gegenüber gestanden, würde Diese jedoch auch eine klare Kontroverse zur vorherrschenden Chemotherapie einnehmen. Es handelt sich hierbei jedoch keineswegs um eine bereits veraltete oder widerlegte Annahme, denn am 13. Januar 2006, also ganze 80. Jahre nach Warburgs Entdeckung, wurde in der biochemischen Fachzeitschrift „ Journal of Biological Chemistry „ das Ergebnis einer durch die Fritz-Thyssen-Stiftung und der Leibniz- Gemeinschaft unterstützten Studie, durch eine Gruppe von Wissenschaftler der Universität Jena, veröffentlicht. Nach 80. Jahren konnten Warburgs Beobachtungen bestätigt werden. Krebszellen sind entgegen der gesunden Zellen in der Lage, ohne Sauerstoff zu wachsen und sich zu teilen. Eine weitere Beobachtung die den bereits besprochenen Punkt der „Trophoblastenthese" unterstützt, sind folgende Zusammenhänge:

Nimmt man eine embryonale Zelle und entzieht ihr die Sauerstoffzufuhr, nimmt diese die Merkmale einer Krebszelle an.

Wie kann es sein, dass dieses alte und wiederholt nachgewiesene Wissen, durch die orthodoxe Schulmedizin einfach ignoriert werden kann.

Nachdem die orthodoxe Schulmedizin auf die vorangegangenen Erkenntnisse immer noch nicht reagierte, wurde ein weiterer Beweis der Glukose liebenden Krebszelle erbracht.

Hierzu untersuchte aktuell ein internationales Forschungsteam in der „Havard Medical Shool", den Zusammenhang des erhöhten Verzehrs von Glukose und der Entstehung von Krebs. Steigt die orthodoxe Schulmedizin nun endlich auf ein seit 90 Jahren gesatteltes Pferd auf, oder sind hier wieder einmal nur ein paar ganzheitlich denkende Mediziner und Forscher am Werk, deren wissenschaftliche Ergebnisse wie gewohnt im Sande verlaufen werden?

Wie auch immer, diese Forschungsergebnisse unterscheiden sich von den vorangegangenen Hypothesen, denn sie machen die Warburg- These endlich auch für den letzten Zweifler sichtbar, und erbringen somit eine Beweiskraft, die man nicht einfach mehr so ignorieren kann. Im Kurzen möchte ich versuchen die Darstellung der zuckerliebenden Krebszelle zu beschreiben:

Über das Patscan-Verfahren, wurde Krebspatienten eine radioaktiv angefärbte Glukoselösung injiziert. Bei der Durchleuchtung des Patienten zeigte sich, wie sich insbesondere die Krebszellen in hohem Maße, mit Glukose anreicherten. Dadurch hatte man endlich die Möglichkeit, den Energiestoffwechsel der Tumorzelle sichtbar zu machen. Die Beobachtung, dass Krebszellen ein Vielfaches mehr an Zucker verbrauchen als normale Zellen, erklärt sich in der wesentlich höheren Teilungsaktivität der Krebszelle. Es scheint, als würde sich die Krebszelle wie ein Schwamm verhalten, der große Zuckermengen vermehrt aufnimmt. Durch den Test konnte man dies nun deutlich, im bildgebenden Verfahren, darstellen. Die Tumore stellten sich wesentlich dunkler und kompakter dar, als das umliegende Gewebe. In einem Beitrag des Senders „ARD", kann sich jeder Laie dieses Verfahren ansehen, solange der zeitlich begrenzte Zugriff noch aktiv ist.

Wir wissen nun, die Krebszelle benötigt im Vergleich zur normalen Zelle, das Dreißigfache an Glukose. Physiologisch ist dieser Umstand der Aufgabe geschuldet, denn der Trophoblast muss sich für seine Aufgabe ein Optimum an Energieversorgung sichern, und Glukose ist nun einmal die reinste Form der Energie. Ein wichtiger Faktor bei dem entgleisten Trophoblasten ist jedoch, dass die Mitochondrien (Kraftwerk der Zelle) anders arbeiten, als bei der gesunden Zelle. So wird die Glukose nicht wie in der normalen Zelle verbrannt, sondern zur Energiegewinnung anaerob vergoren. Die dabei entstehende Milchsäure wird an das umliegende Gewebe abgegeben und verursacht wiederum die Erhaltung eines ohnehin bereits sauren Milieus. Dieses saure Milieu hält Entzündungsherde aufrecht und die Stimulanz der Heilungs-Trophoblasten, scheint ungebremst ineinanderzugreifen. Normale Zellen gehen in diesem Milieu zugrunde und schaffen so immer mehr Raum zur Trophoblasten-Teilung.

Einer der wichtigsten Ansätze, wenn man die sogenannte Kohlehydratvergiftung der Wohlstandsgesellschaft etwas näher betrachtet. Hierzu ist es mir wichtig das Phänomen der Kohlehydratvergiftung noch einmal etwas näher zu beschreiben und ich bitte Sie dieses Kapitel mit besonderer Aufmerksamkeit zu lesen.

Die Kohlehydratvergiftung und Krebs

Das Wort Zivilisationskrankheiten dürfte mittlerweile jedem Erwachsenen bekannt sein. Aber was bedeutet dies genau? Das Wort Zivilisationskrankheit, steht als Sammelbegriff für sogenannte Wohlstandserkrankungen, also alle Krankheiten die im Grunde nach durch einen Überfluss an bestimmten, vor allem ungesunden Lebensmitteln, mit gleichzeitigem Bewegungsmangel entstanden sind. Ich möchte versuchen nachvollziehbar die Verbindung von Kohlehydraten und schwerwiegenden Erkrankungen, unter dem Sammelbegriff der Kohlehydratvergiftung, zu erklären. Sie können Ihr Bewusstsein grundlegend ändern und werden in der Lage sein, auch ohne jegliche medizinische Vorkenntnis, Ihre Gesundheit und Gesunderhaltung nachhaltig positiv zu beeinflussen. Allein durch eine bewusste Ernährungsumstellung werden Sie auf schwerwiegende Erkrankungsbilder wie zum Beispiel: Krebs, Einfluss nehmen können.

Braucht der Mensch das tägliche Brot?
Im Jahr 2000, wurde im Zusammenhang mit der Entschlüsselung des menschlichen Erbguts der Nachweis erbracht, dass der Metabolismus (Stoffwechsel) des modernen Menschen noch ebenso funktioniert wie bei unseren Vorfahren, den Steinzeitmenschen vor ca. 2,5 Millionen Jahren. Stellen wir doch den Steinzeitmenschen dem

modernen Menschen gegenüber, entsteht ein deutliches Missverhältnis in der Ernährungsqualität. Auch der Steinzeitmensch kam natürlich nicht ganz ohne die Kohlehydratzufuhr aus. Den Großteil deckte er sich aus den natürlichen Lieferanten, innerhalb seines Lebensumfelds ab. Doch was geschah, wenn die zugeführten Kohlehydrate knapp waren und so nicht ausreichend zur Verfügung standen? Der menschliche Körper hatte zu Zeiten der Steinzeitmenschen, ebenso wie heute die Möglichkeit, im Notfall Kohlehydrate aus Fett und Eiweiß umzubauen. Da Kohlehydrate zur Energiegewinnung benötigt werden, sollte die Zufuhr an den tatsächlichen Bedarf angepasst werden und genau da ist der Knackpunkt. Das Bild zwischen dem Steinzeitmenschen und dem modernen Menschen hat sich in ein Missverhältnis verschoben, das nicht mehr zu kompensieren ist. Weniger körperlicher Einsatz und erhöhte Kohlehydratzufuhr. Was macht der Körper physiologisch mit der Energie, die er nicht benötigt? Er wandelt sie in eine Speicherform um. Besteht jedoch ein dauerhaftes Überangebot an Kohlehydraten versucht der Körper unter Zuhilfenahme von Insulin das Überangebot in Fett (Trigyceride, Cholesterin) umzubauen, und in die Zelle einzulagern. Ist auch diese Grenze überschritten, wird die Insulinproduktion nicht mehr die anfallende Kohlehydratmenge kompensieren

können. Es entwickelt sich ein ernährungsbedingter Diabetes mellitus.
Neben der Ausbildung eines Diabetes kommt es jedoch auch zur Ausbildung einer anaeroben Vergärung und der schädlichen linksdrehenden Milchsäurebildung, welche der Mensch nicht einfach abbauen kann. Die schädigende Wirkung der Kohlehydrate erfolgt jedoch nicht nur durch eine zu hohe Zufuhr im Verhältnis zum tatsächlichen Bedarf, sondern auch durch den immer höher werdenden Konsum, minderwertiger Kohlehydrate. Aus diesem Grund müssen wir unterscheiden, welche Kohlehydrate wir weiterhin in Maßen zu uns nehmen dürfen und welche wir einschränken, bzw. auf welche wir gänzlich verzichten sollten. Das permanente Überangebot an zuckerhaltigen Lebensmitteln verläuft parallel zum permanenten Anstieg der Krebsneuerkrankungen.

In einem Buch von Dr. C. P. Ehrensberger, >Krebs als Folge einer jahrelangen chronischen Kohlehydratvergiftung<, werden Kohlehydrate und ihre Wirkung, insbesondere zum Thema Krebs, thematisiert.
Was versteht man nun aber unter einer Kohlehydratvergiftung? Es geht hierbei nicht darum die Kohlehydrate als eine grundsätzlich toxische Substanz darzustellen, sondern im Folgenden verständlich zu erklären, ab welcher Mengenzufuhr uns ein Übermaß an Glukose schädigt. Die bislang

erfolgte medizinische Entwicklung in Bezug auf Stoffwechselerkrankungen, so, wie die Krebserkrankung, ist an Ignoranz der Verantwortlichen nicht mehr zu übertreffen.

Um nun aber die Kohlehydratvergiftung zu verstehen, muss man den Glukosestoffwechsel zumindest in groben Zügen an dieser Stelle besprechen. Unsere Leber hat die wichtige Aufgabe der Entgiftung. In der aktuellen Lage ist unser Entgiftungsorgan gleich mehrfach einer Großmacht toxischer Stoffe ausgeliefert. Neben der allgemeinen Entgiftung von toxischen Stoffen, die frei im Blutkreislauf einen großen Schaden verursachen würden, hat sie auch die Aufgabe den Glukosespiegel im Blut zu überwachen. Die Leber stuft Glukose grundsätzlich zuerst einmal als **Mengengift** ein. Das bedeutet, Glukose wird ab einer bestimmten Menge als toxisch eingestuft. Übersteigt die Glukosezufuhr den tatsächlichen Bedarf, dann hat die Leber die Möglichkeit das Überangebot an Glukose einzulagern. Übersteigt die eingelagerte Menge der Speicherform Glykogen einen Wert von über 200 Gramm, entsteht ein toxischer Effekt, der zuvor lebensnotwendigen Glukose, für den Körper. Es ist nun jedoch in unserer sogenannten Wohlstandsgesellschaft keine Ausnahme mehr, dass die Höchstgrenze von 200 Gramm bei Weitem übertroffen wird. Durch permanente Zufuhr, insbesondere von minderwertigen Kohlehydraten, ist der Speicher immer voll und so kommt es schnell zu einer toxischen Situation, denn es ist praktisch keine Einlagerung in das Depot mehr möglich und so wird der Blutkreislauf zum Träger der überschüssigen Glukose. Reflektorisch erhöht sich dabei jedoch auch der Insulinspiegel. Zuerst einmal ist dies ein physiologischer Prozess, da Insulin als Gegenspieler der Glukose, und so als Regelhormon agiert. Aber wenn dieser Insulinspiegel ständig, durch ein Überangebot von Kohlehydraten, erhöht ist, kommt es irgendwann zu einer Erschöpfung der Produktionsstelle des Insulins, in der Bauchspeicheldrüse. Die letzte Konsequenz hieraus ist auf jeden Fall, die Ausbildung eines Diabetes Typ II, dem ernährungsbedingten Diabetes. Das ständige Überangebot an stärke- und glukosehaltigen Lebensmitteln trifft auf den Stoffwechsel eines Menschen, der sich immer noch auf dem Stoffwechselniveau des Steinzeitmenschen bewegt.

Wenn man nun von einer Vergiftung spricht, ist damit eine chronisch übersäuerte Zelle durch anhaltende Gärungsprozesse gemeint. Das Milieu des Körpers wird hierdurch in eine solch schlechte Ausgangslage versetzt, dass für Parasiten, Entzündungen, Stoffwechselentgleisungen, Elektrolytentgleisungen, Herzkreislauferkrankungen und nicht zuletzt dem Krebs ein Nährboden geboten wird, auf dem alles gedeihen kann, nur keine Gesundheit. Letztlich bleibt die Gewissheit, dass ein solcher Zustand auf die Dauer mit dem Leben nicht vereinbar ist!

Das Geschäft mit der Krankheit ist ebenso lukrativ wie das Geschäft innerhalb der Lebensmittelindustrie und so laufen krankmachende und krankheitserhaltende Maßnahmen Hand in Hand. Der willige Konsument sowie der Kranke, sind dankbare Abnehmer für einen Markt, der kaum noch zu durchschauen ist. Dennoch geht der Trend langsam in eine neue Richtung.

Beiträge wie zum Beispiel vom **Alpenparlament**, schaffen den Einblick, in eine bisher für den Nichtmediziner nur schwer durchschaubare Wirklichkeit. Immer mehr Menschen suchen nach hochwertigen Informationsquellen in Bezug auf Therapien und deren Sinnhaftigkeit. Mir stellt sich immer wieder die Frage, ob es bei manchen Therapeuten zur Vorteilsblindheit gekommen ist, oder ob auch sie Opfer einer durch die Pharmaindustrie beeinflussten Medizin geworden sind. Ich denke mir meinen Teil und das Selbige überlasse ich dem Leser.

Das Volk der Hundertjährigen
Krebs steht hinter Herzkreislauferkrankungen an zweiter Stelle der Todesursachen in Deutschland. Die seichte Erklärung, dies sei zum großen Teil an

der höheren Lebenserwartung festzumachen, kann nicht von der Tatsache ablenken, dass z. B. in den sogenannten Regionen der **Hundertjährigen**, Themen wie Krebs ebenso wenig eine tragende Rolle spielen wie die dramatische Entwicklung vieler Zivilisationskrankheiten im Allgemeinen.

Nehmen wir doch einfach ein repräsentatives Beispiel. In Okinawa, einer Inselgruppe im Pazifischen Ozean. Dort befindet sich das Dorf der Hundertjährigen. Nirgendwo sonst auf unserer Erde wurden mehr Menschen gezählt, die das biblische Alter von 100 Jahren erreichen. Obgleich hier nachweislich das Durchschnittsalter enorm hoch ist, sind viele Zivilisationskrankheiten praktisch unbekannt. Gerade unsere zwei Haupttodesursachen, wie Herzkreislauferkrankungen und Krebs, findet man dort im weltweiten Vergleich als niedrigsten Wert vor. Als besonders überzeugend erachte ich eine Studie über 25 Jahre in Okinawa, welche anschließend in einem 484 Seiten starken Buch unter dem Titel „The Okinawa Programm" veröffentlicht wurde. Eine Erklärung für ein langes und gesundes Leben erschießt sich durch den Umstand der allgemeinen Lebensführung, der Bewohner. Das richtige Maß bei der Nahrungsaufnahme bis maximal 80% und nicht bis zur vollendeten Sättigung, viele kleine Portionen statt übervolle Teller, fettarme Kost, viel gelbes und grünes Gemüse, extrem wenig Salz, regelmäßige Bewegung an frischer Luft, ausreichender Schlaf. Neben der Ernährung finden wir aber auch die ganz besondere Lebensphilosophie, welche auch die innere Haltung der Bewohner wunderbar beschreibt.

>Mit 70 bist du ein Kind, mit 80 ein Jugendlicher und mit 90, wenn dich deine Ahnen in den Himmel rufen, bitte sie zu warten bis du 100 bist, dann könntest du darüber nachdenken<

Ein weiteres Beispiel, finden wir bei den „Hunza"(Hunzukuc), den Bewohnern des Himalayas. Die vorwiegend als Bauern arbeitenden Einwohner, leben fleischarm von unbehandelter und unbelasteter pflanzlicher Nahrung aus ihrem Lebensumfeld. Eines ihrer Hauptnahrungsmittel sind die Aprikosen, aber auch bevorzugt der weiche Kern der Aprikose. Dieser Kern ist reichhaltig an Vitamin B17 und hochwertigen Nährstoffen
Gerade diese Aprikosenkerne dienen bestimmten Interessengruppen immer wieder als Anlass, ausgedehnte Angstkampagnen zu verbreitet. Seit den 70er Jahren warnen sie vor dem Genuss dieser Kerne und deren tödlicher Wirkung. Ich selbst verzehre Aprikosenkernextrakt, seit vielen Jahren, als Nahrungsergänzungsmittel. Dieses Aprikosenkernextrakt nutze ich als Nachsorge und als Prävention, da die darin enthaltenen Stoffe

einen regulierenden Einfluss auf die Teilungskapazität der Trophoblasten haben. Ich könnte Ihnen noch weitere Naturvölker näher beschreiben, aber ich glaube, es ist jedem klar, dass die sogenannten Zivilisationskrankheiten ihrem Namen alle Ehre machen. Der Mensch in seiner schöpferischen Genialität und seinem Erfinderreichtum die Natur zu kopieren, wie wir es in der Lebensmittel- und Pharmaindustrie täglich erleben, wird sich letztlich durch Abwendung von der natürlichen Lebensführung, selbst zerstören. Die Zerstörung und Ausbeutung natürlicher Ressourcen, das unbedachte vergiften unserer eigenen Nahrungsquellen, das auslaugen unserer Böden und nicht zu vergessen die Genmanipulation, wird für keinen von uns ohne weitreichende Folgen bleiben. Man sollte sich doch ernstlich die Frage stellen, ob die Verantwortlichen der Lebensmittelindustrie, eben die Nahrungsmittel verzehren, welche sie uns täglich als hochwertig anbieten. Ich kann es mir nicht vorstellen.

Info:

Wir kennen erst seit einigen Jahrhunderten eine regelrechte Glukoseschwemme, die in Form der Stärke aus einer immer schneller wachsenden Agrarindustrialisierung entspringt. Die wachsende Angebotspalette an Glucose-Produkten durch raffinierte Zucker, kennen wir erst seit wenigen Jahrzenten. Unser Organismus steht jedoch noch auf der Ernährungsstufe des Steinzeitmenschen.

Allerdings eines Steinzeitmenschen, der sich immer weniger bewegt und sein Essbedürfnis in der Hauptsache durch Lust- und Frustessen lenkt und nicht mehr rein zum Erhalt des Lebens. Wie bereits erwähnt, hatte Otto Warburg schon 1924 erkannt, dass die Krebszelle den Großteil der Energie nicht über die Zellatmung und den Abbau von Fetten gewinnt, sondern durch eine permanente Kohlehydratvergärung. Diese Entdeckung wurde in weiteren Forschungsstudien eindeutig belegt.

Dr. Buchinger, beobachtete vor ca. 50 Jahren, dass während des Heilfastens die Krebszellen nach einem Verzicht auf Kohlenhydrate, einfach abstarben. Weitere Studien konnten diese These nicht nur untermauern, sondern auch beweisen. Die daraus resultierte Einsicht bedeutet jedoch nicht, dass wir Krebs besiegen, indem wir die Krebszelle aushungern, sondern an der Ursache eine krebsfreundlichen Milieus arbeiten. Eine Ursache ist die Kohlenhydratvergiftung, welche sowohl das krebsfreundliche Milieu entfacht, als auch die aggressive Zellteilung des Trophoblasten mit der notwendigen Energie versorgt, um letztlich eine Entgleisung zu festigen.

Leider kann der Therapeut nur so erfolgreich sein, wie der Patient einsichtig. Selbst den Tod vor Augen sind tatsächlich nur die Wenigsten bereit, sich auf eine einschneidende Änderung ihrer

Lebensführung, insbesondere der Ernährungsgewohnheiten, einzulassen. Da verfällt man doch lieber wieder in das passive Patientenverhalten und lässt, oder sagen wir besser überlässt sich Derer, welche nur zu gerne aktiv ihrer eigenen Intention folgen. Der Preis ist hoch und so bleibt zuletzt die Weisheit: „Nichts im Leben ist umsonst, nicht einmal der Tod, denn der kostet das Leben!"

Was wäre naheliegender, als einer entgleisten Krebszelle die Nahrung und ihr somit ein bedeutendes Aktionspotential zu entziehen. Sicherlich nur ein therapeutischer Ansatz von einer breiten Palette, aber mit erheblichem Einfluss auf die Teilung- und somit Ausbreitungsgeschwindigkeit von Krebs. Man darf jedoch nicht nur die Ernährung der Krebszelle in den Vordergrund stellen, denn im Hauptfokus steht auch weiterhin die Ursache, warum es zur Trophoblasten-Stimulanz gekommen ist. Dennoch behalten Sie sich dieses Kapitel als einen Puzzlestein im Hinterkopf, um am Ende mit allen noch folgenden Puzzlesteinen ein Gesamtbild zu erhalten und den Kreislauf der Krebserkrankung zu verstehen.

8 Das krebsfreundliche Milieu

Inwieweit hat das Körpermilieu Einfluss auf die Krebsentstehung und auf die Krebsheilung:

Das sogenannte krebsfreundliche Milieu ist eine Umgebung, in welcher alles gedeihen kann nur keine Gesundheit. Was für die normale Zelle ein sicheres Todesurteil bedeutet, ist der Arbeitsraum des Heilungs-Trophoblasten, also der Krebszelle. Jedoch verfügt der Trophoblast nicht als einziger über eine solch enorme Anpassungsfähigkeit. Auch sogenannte symbiontische Mikroorgansimen, welche ich später näher beschreiben werde sowie Parasiten, verfügen über Strategien, welche dem Trophoblasten in nichts nachstehen. In diesem Milieu findet praktisch kein lebenserhaltender Stoffaustausch mehr statt. Neben der Kohlenhydratvergiftung, welche der bösartigen Krebszelle die ausreichende Energie zur Teilung liefert, gibt es jedoch auch noch weitere Stoffe, die das bereits saure- und sauerstoffarme Milieu zu einem krebsfreundlichen Milieu machen und zu einer Abwärtsspirale führen. Bevor ich zu den inneren Stoffwechselfaktoren komme, möchte ich noch weitere ausgewählte Gefahren zusammenfassen, welche zu den sogenannten äußeren Krebsfaktoren zu zählen sind. Gemeint sind krebserregende Stoffe, die nicht nur unser Körpermilieu schädigen, sondern auch zu nachweißbaren Veränderungen unserer Zellen und somit auch des Trophoblasten führen können. Ich mache gerade zu diesem Thema immer wieder die Erfahrung, wie leichtsinnig die Bevölkerung wichtige Informationen zu toxischen Zusätzen in ihrem Alltag ausblenden. Natürlich schlafen auch die Lobbyisten, der in Folge genannten Hersteller nicht und so versuchen sie jede Informationsquelle, welche der Aufklärung dient, zu diffamieren. Alleine die gegenteilige Reaktion auf meine Aufklärungsarbeit zeigt mir, dass es noch ein langer und schwieriger Weg ist, den Menschen für Gesundheitsgefahren zu sensibilisieren. Umso wichtiger ist es, dass Sie sich die Kapitel dieses Buches aufmerksam durchlesen. Denn nur so können Sie sich, und die Gesundheit Ihrer Familie vor schweren Krankheitsbildern schützen, wobei Krebs als die absolute Entgleisung zu verstehen ist und nicht als eine isolierte Erkrankung.

Nicht nur für die Krebspatienten, sind die dort aufgelisteten Gefahrenquellen zur Wiederherstellung ihrer Gesundheit, und einer erfolgreichen Krebstherapie von äußerster Wichtigkeit.

Neben toxischen Stoffen wird ein immens wichtiges Thema der Krebsentstehung sträflich vernachlässigt, obgleich man es wie kaum eine andere Ursache so plastisch darstellen kann. Ich spreche von physiologischen Mikroorganismen (Symbionten) und deren pleomorphen Fähigkeit sich zu pathogenen Mikroorganismen weiter zu entwickeln. Zu den krebserregenden Zusatzstoffen in unserer Nahrung und in unserem Lebensumfeld, habe ich zwei weitere Ratgeber veröffentlicht:

Die Blacklist der Lebensmittel und **Die Blacklist der Wohngifte**.

9 Mikroorganismen im Blut, in Verbindung mit Krebs

Immer wieder hört und liest man Berichte, über die Heilung von scheinbar unheilbar Erkrankten. Gehören diese Menschen zu den wenigen Exemplaren, welche ein Wunder erleben durften, oder steckt mehr hinter sogenannten Spontanheilungen? Ich denke es steckt weit mehr als ein Wunder hinter solch fantastischen Heilungsgeschichten. Es braucht die eindeutige Heilungsentscheidung des Patienten, das Auffinden der wirklichen Ursachen, die Ausarbeitung eines ursachenbezogenen Therapieweges und das konsequente Durchhalten sowohl des Therapeuten, als auch des Patienten. Klingt zu einfach? Sofern der Heilungsweg, auf allen Ebenen, diszipliniert umgesetzt wird, ist es weder ein Wunder noch Hexenwerk, es ist die logische Konsequenz, eines richtigen Therapiekonzepts!
Sehen wir uns stellvertretend diese Tatsache doch einfach am Beispiel der Mikroorgansimen in einem Tropfen Blut an.
Prof. Günter Enderlein (1872-1968), hinterließ uns eine ausreichende Ansammlung seiner Studien in Bezug auf Bakteriologie, Hämatologie und Onkologie. Er konnte den Nachweis erbringen:

Jeder Mensch trägt im Blut, in der Lymphflüssigkeit und im Gewebe, einen sogenannten Urkeim. Dieser Urkeim ist zum Pleomorphismus (Mehrgestaltigkeit) im Stande. Somit könnte man ihn als Formwandler bezeichnen, welcher dem Charakter unserer Stammzelle, zumindest was die Überlebensstrategie betrifft, sehr ähnlich ist. Ob und inwieweit er seine Erscheinungsform wandelt, hängt eng mit der Qualität unseres Milieus zusammen.

Im Jahr 1925 veröffentlichte Enderlein seine Beschreibung der „Cyclogenie", welche den komplexen Entwicklungszyklus, ausgehend vom Urkeim zur Bakterie, weiter zum Virus bis hin zum Pilz darstellt. Neben Enderlein, wusste auch der französische Forsche Wilhelm von Brehmer (1883-1958), um die Zusammenhänge zwischen Krebs, wandlungsfähigen Mikroorganismen und Parasiten. Innerhalb seiner wissenschaftlichen Erfolge in der Krebstherapie zeigte sich, wie wertvoll das Wissen um die pleomorphen Fähigkeiten, der Mikroorganismen ist.

Dass die gegenteiligen Thesen von Pasteur und Virchow falsch sind, zeigt sich in den Statistiken des Todes, während der letzten Jahrzehnte. Leider werden diese Kenntnisse in einer Krebstherapie nicht einbezogen. Ich persönlich kenne nicht einen einzigen Patienten, der neben der orthodoxen Krebstherapie eine sinnvolle Alternative durch den behandelnden Arzt erfahren hat. Dennoch kann man die Verantwortung nicht ausschließlich auf den Onkologen oder einen anderen Facharzt abwälzen!

Wir haben aktuell mehr Möglichkeiten uns mit Informationen abzudecken, als je zuvor. Natürlich ist es nicht einfach all die Informationen auszufiltern. Nach einer so dramatischen Diagnose einen kühlen Kopf zu bewahren, ist nicht einfach. Fakt ist jedoch, Krebs entsteht nie über Nacht. Meist erfahren Sie von Ihrem Krebs, innerhalb einer Vorsorgeuntersuchung oder durch einen Zufallsbefund. Was wäre gewesen, wenn dies nicht geschehen wäre und Sie keine Kenntnis über ein tumoröses Geschehen, innerhalb Ihres Körpersystems erfahren hätten?
Beginnen Sie wieder die Verantwortung für sich selbst zu übernehmen, dies ist der erste Schritt auf Ihrem Heilungsweg.

Welche Rolle spielt der Mikrokosmos bei der Entstehung schwerer Krankheitsbilder, bis hin zur Krebserkrankung, und wie können wir die Dunkelfeld-Diagnostik innerhalb von **Prävention, Therapie** und **Verlaufskontrolle** nutzen?
Ein enorm wertvolles Instrument in der Krebstherapie stellt die Dunkelfelddiagnostik dar. Nachdem ich bereits vom sogenannten krebsfreundlichen Milieu gesprochen hatte, möchte ich noch etwas tiefer in die Materie eintauchen.

Hierzu ist es wichtig auch einen kleinen Exkurs durch die Dunkelfelddiagnostik, voranzustellen. Die Dunkelfelddiagnostik oder auch Vitalblutuntersuchung genannt, ermöglicht die Vitalblutanalyse auf einfachste Art. Diese Untersuchungsmöglichkeit kennen wir seit dem Zeitalter der Lichtmikroskopie. Bei der Dunkelfeldmikroskopie, hebt sich das zu untersuchende Präparat vor dem dunklen Untergrund sogar dann sichtbar ab, wenn es sich um geringes Kontrastmaterial handelt. Ein wesentlicher Vorteil dieser Methode liegt darin, dass man das zu untersuchende Präparat nicht anfärben muss und auch an lebendem Material gearbeitet werden kann.

Vorgang:
Ein einziger Tropfen Blut genügt bereits. Dieser wird zwischen zwei sauberen Objektträgern auf die maximale Fläche gebracht. Unter geringer Abblendung und starker Vergrößerung, können nun die Bestandteile des Blutes in Größe, Form, Beweglichkeit und Aktivität gesichtet werden. So stellen sich die einzelnen Bestandteile, wie Erythrozyten, Lymphozyten, Granulozyten, aber auch Mikroorgansimen gut sichtbar dar.

Hintergründe:
Bevor ich zu den eigentlichen Zusammenhängen komme, möchte ich auf die Ursache dieser

regelrechten Wissensverschleppung zu sprechen kommen. In Bezug auf die möglichen Auslöser einer Krebserkrankung, gab und gibt es zahlreiche widersprüchliche Aussagen. Die eigentliche Dramatik liegt doch in erster Linie darin, dass gerade die erfolgversprechendsten Therapieansätze, durch die orthodoxen Sichtweisen derart massiv und erfolgreich untergraben wurden und werden, dass die Krebsrate immer rasanter ansteigt. Auch zum Thema der sogenannten Mikroorganismen finden wir zwei Ansätze, welche unterschiedlicher nicht sein könnten.

Die Rede ist von „Louis Pasteur" und „Antoine Bechamp/ Enderlein und andere Gegner und Vertreter des Pleomorphismus"

Ich denke der Name Louis Pasteur, ist im weitesten Sinne jedem bekannt. Nicht nachvollziehbar ist, dass der Biochemiker und Prof. der Pharmazie, Antoine Bechamp, praktisch vielen Menschen unbekannt ist und es stellt sich die Frage: warum?

In der Mitte des 19. Jahrhunderts hatte er, die von Pasteur propagierte Ansteckungstheorie scharf kritisiert und in Frage gestellt.

Während Pasteur, die von außen auf uns einwirkenden Keime, als Auslöser von vielen Erkrankungsbildern definierte, vertrat Bechamp die Meinung, dass diese Mikroorganismen in Wirklichkeit physiologische Anteile des Körpersystems seien. Im Grunde hatten beide

Recht, denn man kann den inneren Raum von dem äußeren Raum nicht wirklich komplett trennen, und schon gar nicht wenn es sich um Mikroorganismen handelt. Im Detail war die Sichtweise von Bechamp, dass alle menschlichen, pflanzlichen und tierischen Zellen, kleinste Körnchen enthielten, diese bezeichnete er als „Microzymas". Diese Microzymas, gehen nach dem Absterben des Organismus nicht zu Grunde. Microzymas seien die wesentliche Ursache für Gärungsprozesse. Außerdem verfügten Sie über die Fähigkeit des „Pleomorphismus", also der Fähigkeit sich in höhere Mikroorgansimen zu entwickeln. Kommt es im Körpermilieu zu einer schädigenden Verschiebung und somit zu einem pathologischen Milieu, verändern gerade eben diese natürlichen Mikroorganismen ihren Charakter und starten einen effektiven Überlebensmechanismus.

Vor seinem Tod, musste selbst Louis Pasteur eingestehen, dass er sich in Bezug auf seine Thesen geirrt hatte.

Zitat: Louis Pasteur: *„Der Keim ist nichts, das Milieu ist alles"*

Umfangreiche Erkenntnisse zu diesem Thema, hatte uns bereits Günther Enderlein hinterlassen. Seine Studien vor ca. 100. Jahren, haben sich trotz regem Wiederstand aus der Schulmedizin, einen festen Platz in der Medizingeschichte gesichert und gewinnt aktuell, durch die immer stärkere Verbreitung schwerer und chronischer

Krankheitsbilder, immer mehr an Interesse. Als Enderlein mit seinen bahnbrechenden Studien begann, forschte er mitten im Zeitalter der mikroskopischen Betrachtung und der Kultivierung von Mikroorgansimen. Schon zu Enderleins Zeiten, gehörte die Dunkelfeldmikroskopie zur Standardausrüstung eines größeren Laboratoriums.

Kaum nachvollziehbar war die nachfolgende Ignoranz, mit welcher heute noch durch die Anhänger der alten Pasteur- Theorie, wertvolles Wissen nicht nur unterdrückt wird, sondern aus der auch eine erhebliche Gefährdung der Volksgesundheit resultiert. Alleine der Impf-Wahn, mit all seinen unüberschaubaren Folgen, ist ein Paradebeispiel der Volksverdummung. Gekrönt wird der immer weiter wachsende Impf-Wahn mit der aktuell beschlossenen Impfpflicht, um der Impfmüdigkeit, sowie dem bewussten Impf-Boykott zu Leibe zu rücken. Hier entsteht in aller Öffentlichkeit die medizinische Entmündigung und mir stellt sich die Frage: wie ich als mündiger Mensch dieser Entmündigung entgegen treten kann. Dabei geht es nicht darum, dass ich lebenserhaltende Therapien an mir und meinen Kindern zulassen muss, sondern vielmehr, einem mehr als fragwürdigen Angriff auf das gesundheitliche Kindswohl zuzulassen. Die Stärkung über Angstmechanismen, durch die allgemeine Presse, über Todesfälle von Kindern durch eine Masernerkrankung, steht einer versumpften Informationsmaschine von ungezählten Todesopfern durch Impfschäden gegenüber. Hier sind die Spätschäden durch Impfungen mit sechsfach-Erregern an Kleinstkindern, ohne das Vorliegen eines ausgereiften Immunsystems, noch nicht einmal einbezogen.

Von 1931-1937, dokumentierte der Mikrobiologe Prof. Dr. Günther Enderlein gemeinsam mit Egbert Frich, einem Danziger Onkologen, seine Studien zur Krebserkrankung. Man hatte Enderlein in seinem Fachwissen, als Zoologe, seinerzeit hinzugezogen, um die wissenschaftlichen Arbeiten des Kölner Gynäkologen, Otto Schmidt, zu überprüfen. Otto Schmidt hatte bereits im Jahr 1903 über offensichtlich wandelbare Mikroorgansimen berichtet, welche er innerhalb tumorösen Gewebe, aber auch im Blutfluss von Krebserkrankten entdeckt hatte. Der Gedanke, dass diese Mikroorganismen im direkten Zusammenhang zur Krebsentstehung stehen, liegt nahe. Innerhalb seiner wissenschaftlichen Forschungsansätze hatte Schmidt eine immunbiologisch wirksame Krebs- Vakzine (Impfstoff gegen Krebs), aus dem Schimmelpilz „Mucor racemosus", unter der Namensgebung „Novantimeristem", entwickelt.

Im Jahr 1940 stelle Enderlein aus eben dem gleichen Pilz seine eigene „Krebs- Vakzine her. Nach Enderlein's Sicht, handelt es sich beim Schimmelpilz „Mucor racemosus" im Blut primär um einen Symbionten, welcher erst im Zusammenspiel verschiedenster pathologischer Prozesse und folgendem ungünstigem Milieu, seinen krankmachenden Charakter entwickelt. Die letztliche Darstellung über Enderlein's Sichtweise, zwischen dem Endobiont und der Dunkelfelddiagnostik, wurde jedoch nicht sinngemäß überliefert. Es wurden in den Arbeiten und den Veröffentlichungen von Brehmer 1934-1935, zwar sowohl durch Victor Schilling persönlich, wie auch durch das Reichsgesundheitsamt Berlin, nach Überprüfung, die identifizierten Mikroorganismen bestätigt, jedoch nicht ihre Rolle im Krankheitsverlauf im Speziellen. Die Aussage von Brehmer, man könne mittels der Dunkelfeld-Diagnostik eine Krebserkrankung feststellen, wurde von Enderlein 1954 dementiert. Er wiederholte damit sein Verständnis dahingehend, dass man allenfalls eine Krebsbereitschaft, mittels der Dunkelfelddiagnostik nachweisen könne, aber keine seriöse Diagnose möglich ist.

Nach Dr. Alfons Webers Beobachtungen 1967, zeigte sich, dass es keine Krebserkrankung gibt, bei welcher nicht auch eine signifikant hohe

Ausbreitung von Mikroorgansimen nachzuweisen ist, welche sich in pleomorpher Veränderung zeigen. Ein Streitthema, welches auch unter anderen Forschern, während und nach dem Zweiten Weltkrieg, sowohl in Europa wie auch in Amerika für Aufregung sorgte. Ein Schwachpunkt innerhalb der Wissenschaft liegt insbesondere darin, dass es unter den Wissenschaftlern keinen oder keinen ausreichenden Wissensaustausch gab und gibt. Wichtige Verbindungen zwischen den aufgefundenen Mikroorganismen und der Krebsentstehung versickern nach wie vor in einer Vielzahl von Einzelforschungen. Hinzu kommt sicherlich auch der wirtschaftliche Druck gewinnträchtige Präparate, innerhalb der Krebsindustrie, auch langfristig zu etablieren. In diesem Fall entstünde durch die Anerkennung einer solchen Entdeckung, ein enorm hoher wirtschaftlicher Schaden für die Pharmariesen.

Ein signifikantes Beispiel hierfür zeigt sich in den AKMON-Heften Enderlein's, in welchen er an verschiedensten Stellen den „Fitzgerald-Report" ins Deutsche übersetzte. In diesem Report, wird ein amerikanisches Pharmazie-Kartell für das Boykottieren der „Biologischen Krebstherapie" verantwortlich gemacht.

Die Vitalblutuntersuchung im Dunkelfeld gewann in den 1980er Jahren wieder an Bedeutung. Günther Enderlein und dessen Präparate, stehen auch heute noch im Mittelpunkt der Vitalblut-Dunkelfelddiagnostik.

Auch wenn sich dieses Buch in erster Linie mit der Entstehung und der Therapie von Krebs auseinander setzt, so muss ich auch hier wieder darauf hinweisen, dass jede Erkrankung, so auch die Verkrebsung, direkt oder indirekt in den Säften entsteht und auch eben nur dort erfolgreich therapiert werden kann. Wenn der Feuerwehr aus einem Fenster Flammen entgegen züngeln, dann handelt es sich hierbei nicht um den Brandherd, sondern um eine Schwachstelle, welche uns maximal einen kleinen Einblick des Gesamtgeschehens vermitteln kann. Ebenso kann man sich jede Erkrankung vorstellen.

Was man direkt wahrnimmt, wie eingeschränkte Funktionen, Schmerzen oder Tumore, entspricht dem Fenster eines Hausbrandes, dessen Schwachstelle den Fokus auf sich zieht. Der Brandherd jedoch bleibt dem Betrachter zuerst einmal verborgen. Mittels der Dunkelfelsdiagnostik, können wir uns einen sehr differenzierten Einblick auf das Gesamtbild unseres Körpers verschaffen. Wir haben nicht nur die Möglichkeit, die uns bekannten Bestanteile des Blutes darzustellen, sondern auch winzige Mikroorgansimen zu identifizieren. Ebenso haben wir die Möglichkeit genau zu beobachten, in welcher Art Mikroorganismen auf unsere Blutzellen einwirken können. Man kann beobachten, wie sich die

Aktivität und die prozentuale Vermehrung von Mikroorganismen, innerhalb eines sich verändernden Milieus, verändern. Ebenso zeigt sich visuell nachvollziehbar, wie sich Mikroorganismen im sauren Milieu in höhervalente Entwicklungsstadien entwickeln. Da Krebs die Folge einer Entgleisung ist, habe ich mich in den letzten Kapiteln immer wieder mit dem Milieu indirekt oder direkt beschäftigt. Das mikrobiologische Biotop unseren Körpers, bedarf eines Gleichgewichts. Kurzweilige Störungen, können vom Körper ausgeglichen werden. Liegen jedoch chronische Entgleisungszustände vor und werden dem Körper immer weitere Schadstoffe zugeführt, kippt das Gesamtsystem. Die Folge ist: aus einem zuvor ungefährlichen und für unser Immunsystem wertvoller Symbiont, entwickelt sich ein gefährlicher Parasit. Diese schädlichen Mikroorganismen, greifen in erster Linie dort an, wo unsere Lebensbasis ist, in unserem Blut. Während wir unter der ständigen Angst leiden, dass wir uns in großen Menschenmengen mit krankmachenden und tödlichen Mikroorganismen infizieren könnten, findet der Kampf in Wirklichkeit, meist tief in unserm Innern statt. Was vielen gar nicht bewusst ist: solange unser Milieu intakt ist, werden wir Angriffe von außen erfolgreich abwehren können und Mikroorganismen innerhalb unseres Organismus, als lebenserhaltende Symbionten vorfinden, welche wir zum Großteil bereits seit Geburt in uns tragen.

Ein geringer Teil, dieser frühgeburtlichen Mikroorganismen dienen dem Kleinkind, als Übungsmaterial eines noch auszubildenden Immunsystems. Ein wichtiger Faktor in Bezug auf Mikroben ist, dass sie grundsätzlich veränderbar sind. Dies ist ein unverzichtbarer Teil ihrer Überlebensstrategie. Diese Wandelbarkeit unterliegt dem Einfluss des umliegenden Milieus. Mit der pleomorphen Wandlung der Mikroben von Viren- Bakterien bis hin zu Pilzen, verändert sich jedoch auch ihr Einflussgebiet. Diese Fähigkeit der Wandelung wird als „Pleomorphismus" bezeichnet. In diesem Wandlungsspektrum finden wir Entwicklungsphasen ausgehend von bewegungslosen Eiweißpartikeln, bis hin zu einer komplexen Pilzform vor.

Nun wollen wir uns das Mykoplasma doch etwas näher ansehen.

Innerhalb des Entwicklungszyklus, pleomorpher Mikroorganismen, durchlaufen diese auch ein Stadium, als zellwanddefizitäre Mikrobe. Hierbei können sie sowohl endogen (im Körperinneren), als auch exogen (außerhalb des Körpers), als Mykoplasma (Myko=pilzähnliche Eigenschaft/ plasma= weiche Hülle ohne Zellwand), von außen eindringen. Auch bei hinzuziehen aller bisherigen wissenschaftlicher Nachweise, können die orthodoxen Vertreter der Schulmedizin, die Möglichkeit einer endogenen Bildung zellwanddefizitärer Mikroben nicht anerkennen und somit eingestehen, dass ein Hauptteil der Schulmedizin seit 1898 auf dem Holzweg ist. 1898 wurde der Nachweis erbracht, dass es sich hierbei um die kleinste Bakterienart handelt, welche nichts weiter als lebende Strukturen aus bakterieller Nukleinsäure ist, welche als Parasiten im menschlichen Organismus leben.

Diese Mykoplasma- Organismen und deren Sporen, wirken durch ihre minimale Größe auf den Betrachter, wie Viren. So können sie zum Beispiel durchaus Bakterienfilter passieren und bei einer Bluttransfusion, die scheinbar lebensrettende Blutspende, kontaminieren. Das Problem ist, dass sie wegen der nicht vorhandenen Zellwand gegen die meisten Antibiotika immun sind. Zusätzlich agieren diese Mikroorgansimen meist innerhalb eines Verbandes von anderen pathogenen Parasiten und Mikroben, innerhalb eines Infektionsgeschehens, letztlich einer erfolgreichen Therapierbarkeit entgegen.

Ein interessantes Beispiel der Vielgesichtigkeit von Mikroorgansimen bietet die Lyme-Borreliose, welche durch Zeckenbisse übertragen wird. So können sich die spiralförmigen Borrelien sowohl als bakterielle Form, wie auch in Form von Mykoplasma und als einzelne Sporen darstellen. Zur Tarnung vor der Immunabwehr, übernehmen sie typische Merkmale körpereigener Zellen an.

Diese Phase der Wandlung zeigt sich in Folge, in einem aggressiven und parasitären Charakter. Der

klare Vorteil in der Therapie ist, dass solche Vorgänge **keiner** Endgültigkeit unterliegen, sondern bei einer gezielten Umkehr der pathologischen Einflüsse des Milieus, diese zum großen Teil auch wieder umkehrbar sind. Zu den wichtigsten Gattungen der Mikroorganismen, welche sich des Pleomorphismus bedienen können, gehören folgende:
- Mucor racemosus
- Aspergillus Niger
- Candida albicans

Wichtig für uns ist, dass sich Mikroben in über hundert unterschiedlicher Krankheitsbilder, und Symptome zeigen können.

Die Schwierigkeit liegt nach wie vor in der richtigen Zuordnung der einzelnen Erregerstadien. Viele unterschiedliche Namen für ein und denselben Erreger, verwirren den Therapeuten und erschweren so eine Therapie massiv.

Ich möchte daher die bekanntesten Vertreter kurz aufführen.

Mucor racemosus:
Ist ein sogenannter Köpfchenschimmel und gehört zu den Jochpilzen. Man findet ihn hauptsächlich in der Erde, auf verschiedenen Getreidesorten, auf feuchtem Heu, aber auch auf Gemüse und Tee.

Dieser Pilz verfügt über eine hohe Toleranz bei Temperaturschwankungen und so ergibt sich ein Temperaturlevel von -4°C bis 37°C. Dadurch

können wir dieses Schimmel durchaus auf im Kühlschrank auf Lebensmitteln finden.
In Asien setzt man diesen Pilz bei der Fermentierung von Tofu (Sojakäse) ein.

Verbindung zu Blut, Schleimhaut und Gefäßen:
- Krampfadern
- Hämorrhoiden
- Thrombosen,
- Lymphödem
- Ulcus cruris
- Hypertonie
- Durchblutungsstörung
- Hörsturz/ Tinnitus
- Apoplexie
- Herzinfarkt
- Diabetes
- Resorptionsstörung
- Usw.

Aspergillus niger:
Auch Schwarzschimmel genannt, findet man im Erdreich, auf verdorbenen Lebensmitteln und Obst.
Im Lebensumfeld ist er meist auf feuchten Wänden zu entdecken, und zeigt sich als großflächiger Grauschleier.
Gefährlich ist die Bildung von verschiedenen Mykotoxinen, wie zum Beispiel die „Kojisäure". Während es in verschiedenen Ländern erlaubt ist

diese Kojisäure in Körperpflegemittel zu mischen, ist dies in der Schweiz bereits verboten. Die Kojisäure hat die Fähigkeit mit verschiedenen Schwermetallen schwerlösliche Chelatkomplexe zu bilden.
Die Gefährlichkeit des Schimmels zeigt sich neben den bekannten Nebenwirkungen in der Tatsache, dass er in der Lage ist, alle organischen Materialien, sogar Glas, zu zersetzen.
Auch er zeigt eine hohe Toleranz gegenüber Temperaturschwankungen, von 6°C bis 47°C. Auch bei lebensfeindlichen pH-Werten zwischen 1,5 - 9,8, sind für den Aspergillus Niger, kein Problem. Gerade hier wird eine Therapie, mittels des Säure-Basen Ausgleichs kaum noch möglich.

Krankheitsbilder durch Aspergillus Niger:
- Arthrose und Arthritis
- Endokarditis (Herzinnenhautentzündung)
- Bauchfellentzündung
- Erkrankung der Nägel
- Hauterkrankungen
- Rheuma
- M. Bechterew
- M. Scheuermann
- Ekzeme
- Warzen
- Adipositas

- Atemwegserkrankungen wie Lungen-Aspergillose
- Tuberkulose
- Schilddrüsenerkrankungen
- Grüner/Grauer Star
- Erkrankungen des äußeren Gehörganges
- Prostataadenom
- Zystenneigung
- Myome
- Krebs

Candida albicans
Der Candida albicans gehört zu den Schimmelpilzen und zählt zu den häufigsten Erregern der Candidose (Sammelbegriff für Infektionskrankheiten durch Candida Gattungen). Bei 75% aller gesunden Menschen, kann der Pilz nachgewiesen werden, jedoch zählt er zu den fakultativ pathogenen Erregern, und löst somit nur unter bestimmten Voraussetzungen Krankheitsbilder aus. Sind solche Voraussetzungen nicht gegeben, lebt er unbemerkt als Symbiont in unserem Körper. Sobald sich jedoch das umliegende Milieu durch Entgleisungen verändert, beginnt der Pilz sich massiv auszubreiten

Krankheitsbilder durch Candida albicans:
- Pilzbefall bevorzugt Scheide, Füße
- Windelpilz
- Soor

- Migräne und Gelenkschmerzen durch ein toxisches Endprodukt des Candida
- Meteorismus (Überblähung)
- Völlegefühl
- Schmerzen im Bereich des Darms
- Durchfall und Verstopfung im Wechsel
- Heißhungerattacken (meist auf Weißmehlprodukte und Süßigkeiten)
- Afterjucken
- Abgeschlagenheit und Leistungsschwäche
- Infekt Anfälligkeit
- Krebs

Bei einem ungünstigen Milieu und einer nicht selten vorkommenden Verbindung zwischen Mucor und Aspergillus, ist die Grundlage einer pleomorphen Aufwärtsentwicklung erreicht, durch welche sich gesundheitsschädigende Prozesse entwickeln können. Diese Verbindung kann sich dabei wesentlich schädigender zeigen, als bei der Wandelung einzelner Vertreter, in isolierter Form. Die besonders schädliche Verbindung in Kombination mit einer Wandlung zeigt sich, innerhalb einer Dunkelfelddiagnose, besonders bei schweren Erkrankungsbildern.

Einen enormen Einfluss auf eine solche mikrobielle Entwicklung hat der Säure-Basen-Haushalt. Eine Ausnahme bildet hierbei der Aspergillus Niger, welcher, wie sich gezeigt hat, über eine hohe Toleranzschwelle bezüglich des pH-Wertes verfügt.

Ein ausgeglichener Säure-Basen-Haushalt ist die Grundvoraussetzung für alle zusammenhängenden Stoffwechselabläufe in unserem Körper. Wen ich von Stoffwechsel spreche, so gehe ich vom Stoffwechsel jeder einzelnen Zelle aus. Bei optimaler Gesundheit des allgemeinen Körpermilieus, finden wir bei der Zelle ein hohes elektronisches Potential zwischen Zellkern und der Zellmembran. Der Mittelwert des pH-Wertes der Körperflüssigkeiten sollte zwischen 7.38 und 7.41 liegen, als äußerst günstig hat sich mittlerweile ein pH-Wert von leicht überbasisch, also bei 7.0 gezeigt. Nun könnten wir die Zelle mit einer Batterie vergleichen. Ebenso wie die Batterie, mittels ihrer chemischen Inhaltsstoffe, eine bestimmte Spannung aufbauen und dann auch abgeben kann, verhält es sich mit der Zelle. Innerhalb der Zelle sind unverzichtbare Zellinhalte für den Aufbau dieser Funktion notwendig, vor allem sind hier Kalium und Natrium zu erwähnen. Über die Kalium- und Natrium Ionen entsteht an der Zellmembran, eine elektrische Spannung von ca. -70 mV. Die hierzu benötigte Energie erfolgt durch die Mitochondrien, dem Kraftwerk der Zelle. In Bezug auf eine Krebszelle, finden wir im Gegensatz zu gesunden Zelle ein Zellpotential von -10mV. Hier entsteht jedoch auch das optimale Milieu aggressiver Mikroben. Bei einer Spannung von 10mV, können die Zellen keine optimale Versorgung und Stoffwechsel mehr aufrechterhalten.

Organfunktionen entwickeln einen dramatischen Leistungsabfall. Unsere natürlichen Heilungsprozesse werden zusehends inaktiv. Dadurch können sich, unter anderem auch, Viren, Bakterien, Pilze und Mikroparasiten, immer weiter im Körper ausbreiten. Die Folgen sind für den Menschen dramatisch, und zeigen sich in Krankheitsbildern wie AIDS, Krebs usw. So liegt der Hauptfokus sehr nahe. Wir wissen nun wie wichtig unser Milieu für die Aufrechterhaltung jeder einzelnen Zelle ist. So kann eine ganzheitliche Krebstherapie, auch nur an dieser Basis ihren therapeutischen Ansatz finden. Innerhalb eines übersäuerten Milieus, ist die Zellmembran geschwächt. Dadurch können sich, die sich in diesem optimalen Milieuzustand gewandelten Mikroben, nicht nur ungehindert vermehren, sondern auch die Zellmembran durchdringen und sich innerhalb der Zelle vermehren, und von der Immunabwehr unerkannt, innerhalb der pleomorphen Weiterentwicklung bis zur bösartigsten Form entwickeln.

Natürlich gab es neben Enderlein und Bechamp noch weitere namhafte Wissenschaftler, welche sich um diese umfassende Thematik verdient gemacht haben. Ihnen allen bleibt gemeinsam, dass sie eine Ursache für viele schwere Erkrankungsbilder, so auch für Krebs, gefunden haben. Einflussreichen Interessengruppen muss eine solche Entwicklung mehr als ungelegen kommen.

Alleine aus politischer und wirtschaftlicher Sicht, muss die Sichtweise von Pasteur gefestigt und verteidigt werden. Dabei kann selbst der Laie, bei Betrachtung einer Blutprobe unter dem Dunkelfeldmikroskop, deutlich erkennen, dass die spärlichen Erklärungsversuche und sogenannten wissenschaftlich fundierten Thesen Pasteurs, jeglicher Basis entbehren. Selbst Pasteur hatte, wie dokumentiert, seiner eigenen Theorie noch vor seinem Tod widersprochen und seine eigene wissenschaftliche Denkweise, dass unser Blut steril ist und Infektionen ausschließlich von außen auf uns einwirken, verworfen. Dennoch basiert unser komplettes schulmedizinisches Verständnis, auf dieser längst widerlegten Behauptung weiter. Auch die These, dass es sich bei den sich im Dunkelfeld dargestellten Phänomenen, um intrazellulare Zellorganellen und extrazellulare Zellfragmente, handele, konnten wiederlegt werden. Unter dem Mikroskop erkennen wir Kleinstlebewesen, welche sich sowohl innerhalb, wie auch außerhalb der Zellen im Blutstrom nachweisen lassen. In einer Filmaufnahme (Der Krebsbankrott), von Dr. Alfons Weber, konnten alle diese wissenschaftlichen Themen beantwortet und in einer Liveaufnahme dokumentiert werden. Bei den Filmsequenzen kann man deutlich die Eigendynamik der Mikroorgansimen erkennen. Diese

Mikroorganismen, welche sich in drei unterschiedlichen Formen darstellen, zeigen die Fähigkeit, sich gegen den Blutstrom zu anderen Zellen zu bewegen. Ebenso ist bei den Aufnahmen zu beobachten, wie die Mikroorganismen durch die Zellwand von Erythrozyten eindringen und sich dort offensichtlich einnisten. Hier können sie sich durch das enthaltene Hämoglobin ernähren. Ist der Erythrozyt ausgehöhlt, verlassen die Mikroorgansimen den Erythrozyten und suchen die nächste Wirtszelle.

Die unterschiedliche Strategie, der Zellinvasion:
Bei der Zellinvasion durch Parasiten, unterscheiden wir zwei Wege:
- <u>Aktive parasitäre Invasion</u>

Die Parasiten, dringen aktiv, direkt in die vorliegende Wirtszelle ein
- <u>Passive parasitäre Invasion</u>

Durch Makrophagen, Granulozyten, oder durch eine induzierte Phagozytose, von normalerweise nicht phagozytischen Darmepithelzellen

Als Wirt für verschiedenste Parasiten dienen:
- Hepatozyten
- Erythrozyten
- Phagozyten (Fresszellen)

Besonders bei der Besiedelung von Phagozyten, müssen die Parasiten verschiedene Funktionen umgehen können:

- Sie benötigen die Fähigkeit dem eigenen Abbau, durch lysosomale Enzyme, zu entgehen.
- Außerdem muss die Wirtszelle unauffällig bleiben, um nicht die Aufmerksamkeit von T-Helferzellen zu erregen. Dies erreichen sie, indem die speziellen Botenstoffe gedrosselt werden, welche für die Erkennung von T-Lymphozyten zuständig sind.

Damit eine Abwehrzelle Parasiten nicht nur aufnehmen, sondern auch phagozytieren kann, ist eine stabile Zellmembran notwendig. Weber hatte, durch zusetzen toxischer Einflüsse auf den Leukozyten, weitere wichtige Phänomene nachweisen können. Sobald die toxische Substanzen auf den Leukozyten treffen, baut dieser reflektorisch einen erhöhten Innendruck auf um so lange wie möglich die Undurchlässigkeit der Zellmembran aufrecht zu erhalten und so die Mikroorganismen daran zu hindern, wieder in den Extrazellularraum zu gelangen. Lange kann die Zellwand diesem erhöhten Druck jedoch nicht standhalten. Schafft es der Leukozyt nicht rechtzeitig seine Fracht abzubauen, platzt die Zellmembran und die Mikroorgansimen entweichen in einer deutlich darstellbaren Eigenmotorik. In verschiedensten Richtungen strömen sie aus, und suchen sich auf kürzestem Wege eine neue Wirtszelle. Dort nisten sie sich erneut ein, um sich parasitär zu ernähren und sich weiter zu entwickeln. Dieses Ereignis bleibt innerhalb einer klassischen Blutuntersuchung unentdeckt. Alleine durch die erhöhte Verteilung verschiedener Zellen, kann man im normalen Blutbild den Befall von Parasiten vermuten. Im Dunkelfeld jedoch, kann man, bei ausreichend intensiver Beobachtung des lebenden Blutes, auch eventuell einen Parasiten in Aktion erleben, so wie es Weber vielfach gelungen war.

In den Filmsequenzen ist deutlich zu erkennen, dass sich die Mikroorganismen entweder durch eine direkte Teilung, oder durch direkte Fortpflanzung vermehren. Mittels der Pleomorphen Entwicklung, können sie sich dem umliegenden Milieu anpassen. Der direkte Zusammenhang eines ungünstigen Milieus, durch toxische Stoffe, Strahlen und einer allgemeinen Übersäuerung liegt auf der Hand. Ebenso wie der Einfluss der toxischen Lösung auf die Zellmembran, verhält sich auch das übersäuerte Milieu auf die Zellmembran. Sie schwächt sie und zerstört sie letztlich. Aber dies ist längst nicht das einzige Problem.
Die Mikroorgansimen halten sich, physiologischer Weise, nur im Blut- und Lymphstrom auf. Sie sind durch ihre Größe normalerweise nicht in der Lage durch die Poren der Gefäßwände zu schlüpfen. Im Normalfall werden lebensnotwendige Nährwerte im arteriellen Gefäßsystem an das umliegende Gewebe abgeben und im venösen System

Schlackenstoffe wieder aufgenommen, um diese dann zu entsorgen und abzubauen. Durch Reize wie Strahlen, toxische Stoffe und einer chronischen Übersäuerung, werden die Gefäßwände jedoch auch für Mikroorganismen durchlässig. Die Mikroorganismen sind nunmehr in der Lage, in alle Gewebeschichten vorzudringen.
Unser Körper startet in einem solchen Fall, Plan B.
Nun kommt die Mutterzelle (Stammzelle/ Trophoblast) ins Spiel.
Erinnern wir uns an diesem Punkt nochmals an das Kapitel der „Trophoblastenthese". Trophoblasten (Stammzellen), welche auch an den Heilungsprozessen beteiligt sind, spielen natürlich auch bei einem parasitären Befall eine wichtige Rolle. Besonders dann, wenn sich die Parasiten einen Zugang in Gewebsstrukturen verschafft haben. Die Stammzelle nimmt in einem solchen Szenario eine größtmögliche Menge an Mikroorganismen auf und verpackt sie, um sie inaktiv zu halten und eine weitere Ausbreitung in Körperstrukturen zu verhindern. Je nach Funktionalität der Leukozyten, nehmen diese die verpackte Fracht aus dem Trophoblasten-Kokon, nach und nach auf und bauen sie physiologisch ab. Voraussetzung hierfür ist ein ausgeglichenes Verhältnis der weißen Blutkörperchen zu den vorliegenden Parasiten, welche zu entsorgen sind sowie der grundsätzlichen Fähigkeit der Leber, zu entgiften.

Besteht jedoch ein negatives Verhältnis der Leukozyten Zahl zum tatsächlichen Bedarf, oder eine Leberschwäche, übersteigt die Anwesenheit der Mikroorganismen die Aufnahmekapazität der Stammzelle. Reflektorisch beginnt sie sich zu teilen, um eine größere Menge an Mikroorganismen aufnehmen zu können. Wir erinnern uns, die Stammzelle hat ein wesentlich höheres Teilungspotenzial, als andere Zellen. Je mehr Mikroorganismen durch die Gefäßwände den Körper überschwämmen, umso aggressiver teilt sich die Stammzelle (Trophoblast). Neben den allgemeinen Aufbaufunktionen im Heilungsprozess, welche wir unter der Trophoblastenthese bereits besprochen hatten, verhindert der Trophoblast nun die weitere Einnistung und Ausbreitung der Mikroorganismen durch eine vorübergehende Einkapselung.

Jetzt sind wir wieder am Anfang dieses Buches, welches begreifbar machen soll, dass die Krebszellen in Wirklichkeit nicht die propagierte tödliche Zelle ist, die den Krebspatienten letztlich tötet. Vielmehr ist es ein entgleistes Milieu und im schlimmsten Fall ein entgleister Heilungsprozess. Wir müssen verstehen, dass wir die aggressive Zellteilung des Trophoblasten nur dadurch einschränken können, indem wir ihm die Ursachen seiner Teilungsimpulse nehmen und das ist nur durch eine Kausaltherapie möglich. So ist nicht die

Krebszelle, sondern die Entgleisung des Milieus, für die Heilung oder den Tod entscheidet.

Zusammenfassung:
Ehemals wertvolle Symbionten passen sich mittels der pleomorphen Weiterentwicklung den Umständen an, und entwickeln sich letztlich zu krankmachenden, und im schlimmsten Fall sogar, zu tödlichen Parasiten. Der Heilungs-Trophoblast beginnt seiner Hauptaufgabe folgend sich zu teilen, um die Invasion der Mikroorganismen zu stoppen, und wird innerhalb des toxischen Milieus ebenso wie die Mikroorganismen, unter Ausschluss von Sauerstoff und unter der Hauptnahrungsquelle Glukose, zum entgleisten Prozess. Es scheint wie das Endszenario zwischen zwei kriegerischen Völkergruppen, welche physiologisch gesehen ihre Berechtigung im menschlichen Lebenszyklus haben, aber durch unterschiedliche Faktoren entgleisen und ungebremst ihre eigene Existenzgrundlage untergraben und letztlich die Lebensgrundlage zerstören.

Während sich die orthodoxe Schulmedizin, seit Jahrzehnten auf die Krebszelle, als mutierte Zelle, fokussiert hat, konnte sie sich bis heute mit ihrem aggressiven und schädigenden Konzept trotz fehlender Erfolge etablieren. Man kann mit Fug und Recht behaupten, dass in keiner wissenschaftlichen Disziplin der letzten 100 Jahren, so wenig Erfolg zu

verzeichnen war, wie in der orthodoxen Krebsforschung.
Es ist unbegreiflich, mit welchem Recht man bestehendes Wissen derart untergräbt und Betroffenen vorenthält. Wie können Verantwortliche die steigende Sterberate und die explosionsartige Krebsentwicklung überhaupt noch rechtfertigen?
Weiterführende Forschungsreihen im Bereich der Mikroorganismen und des Milieus, könnten auf lange Sicht gesehen, den größten Kollaps in der Menschheitsgeschichte verhindern!
Wirtschaftlich gesehen wäre dies aus der Position der orthodoxen Schulmedizin, aber auch der Pharmariesen allerdings ein Desaster. Man müsste letztlich eingestehen, dass die angewandten Methoden nicht nur wirkungslos sind, sondern auch die Entgleisung im Wesentlichen fördern. Die Glaubwürdigkeit der Schulmedizin, würde in eine tiefe Krise stürzen. Milliarden an Ausgaben, durch sinnlose und gefährliche Therapieansätze, müssten erklärt und verantwortet werden. Massenklagen Betroffener könnten einen der größten Wirtschaftszweige zu Fall bringen.
Damit wir uns richtig verstehen:
dies ist weder ein direkter Angriff auf die Schulmedizin, noch auf die Pharmaindustrie. Es ist ein Angriff auf eine Jahrzehntelange Volksverdummung, der Unterschlagung wertvollen Wissens und der wissenschaftlichen Verblendung durch verantwortliche Interessengruppen.

Wie kommt ein Kind zu Entgleisung und Krebs:
Wir dürfen nicht aus den Augen verlieren, dass pleomorphe Mikroorganismen, in hohem Maße, auch in den Eizellen und dem Sperma vorliegen. Pleomorphe Mikroorganismen können somit auch durchaus diaplazentar weiter gegeben werden. Auf den ersten Blick, ein furchterregender Gedanke für jede werdende Mutter. Hier steht jedoch, durch das übermittelte Wissen eine Möglichkeit bereit, die in meinen Ausführungen noch nicht ausreichend thematisiert wurde.

Ich hatte über die Möglichkeit der Mikroorganismen und ihrer Fähigkeit zur pleomorphen Entwicklung bereits gesprochen. Eine bereits vollzogene pleomorphe Aufwärtsentwicklung kann jedoch, nach einer Abnahme der auslösenden Faktoren, ebenso wieder umgekehrt werden. Wir können somit therapeutisch, durch die Fähigkeit der Auf- und Abwärtsentwicklung, einen enormen Einfluss auf die Krebsentwicklung einnehmen, ohne mit aggressiven Mitteln einzuwirken. Dies bedeuten jedoch auch im Umkehrschluss, dass sowohl eine adäquate Vorsorge, als auch eine sinnvolle Therapie möglich wird.

Besonders an dieser Stelle möchte ich kurz erwähnen, dass es durch die gezielte Zerstörung von Krebszellen, besonders zu Beginn der Therapie, zu einer Überschwemmung pathogener Mikroorganismen kommen wird, welche zu dem gefürchteten Multiorganversagen führen können. Wie man diesem Umstand begegnen kann, werde ich im Therapieteil des Buches näher beschreiben.

Die pleomorphe Entwicklung:
Prof. Enderlein hatte sich speziell diesem Thema zugewandt.
Wir finden in der Beschreibung der fünf Kriterien, ein eindrucksvolles Verständnis:
- Die Existenz und Anwesenheit des Ur-Symbionten, wie z.b. bei Mucor racemosus und Aspergillus Niger
- Die Fähigkeit der Weiterentwicklung (Aufwärtsentwicklung) vom Symbionten zum Virus, Bakterium und zum Pilz
- Der Einfluss des Milieus
- Reduktionsmöglichkeit von Hochvalenzen zu Tiefvalenzen (Rückenwicklung zu Symbionten)
- Vorhandensein von fördernden Faktoren der pathologischen Ausbreitung.

Wichtig ist, dass sich die Auswertung per Dunkelfeldmikroskopie nicht nur ausschließlich auf das Vorhandensein von Mikroorganismen bezieht, sondern einen tiefen Einblick in die körperliche Gesamtsituation ermöglicht. Auch bei allen möglichen Zusammenhängen, zwischen Mikroorganismen und der Krebsentstehung dürfen wir nicht aus den Augen verlieren, dass wir bei jeder schwerwiegenden Erkrankung, immer die gleichen Grundmuster beobachten können: es ist zu einem Ungleichgewicht und einer folgenden Entgleisung gekommen!

10 Krebs- Autoimunerkrankungen und Pleomorphe Mikroben

Gibt es Zusammenhänge zwischen dem Auftreten von Autoimmunerkrankung und der Krebserkrankung?

Ein aktueller Forschungsansatz, wird, laut des Deutschen Krebsforschungszentrums, im festen Zusammenhang im Autoimmunerkrankungen und der Krebserkrankung gesehen.

Im Deutschen Krebsforschungszentrum untersuchte der Epidemologe >Kari Hemminki< mit einem schwedischen Kollegenkreis, nachvollziehbare Zusammenhänge zwischen 33 unterschiedlichen Autoimmunerkrankungen und insgesamt 11 verschiedenen Krebsarten des Verdauungstraktes. Hierbei zeigte sich ein deutlicher Zusammenhang zwischen dem Vorliegen einer Autoimmunerkrankung und der Ausbildung eines Krebsleidens.

Im Ergebnis zeigte sich:

- Betroffene einer perniziösen Anämie, haben ein viermal höheres Risiko, an Magenkrebs zu erkranken.
- Bei „Myasthenie Gravis " (Muskelschwäche/ Gruppe der neurologischen Erkrankungen), zeigten sich gleich fünf verschiedene Krebsarten.
- Bei chron. Darmerkrankungen, Hauterkrankungen sowie Schuppenflechte, erhöht sich signifikant auch die Krebsrate verschiedenster Krebslokalisationen.

Nachdem man 2011 noch ursprünglich davon ausging, dass Autoimmunerkrankungen die Gefahr an Krebs zu erkranken, erhöhen würde, berichtete die >Zeit online< 2014, von einem gänzlich gegenläufigen Gedanken. So würde Krebs nicht als mögliche Stimulanz einer Autoimmunerkrankung entstehen, sondern die Autoimmunerkrankung eine Folge eines Krebsgeschehens sein, bei welchem körpereigene Zellen in aggressivster Weise gegen den eigenen Körper agieren.

Ich stelle mir hierbei die Frage, warum man bei den aktuellen Hinweisen, nicht auf ein bereits bestehendes Wissen zurückgreift. Es ist faszinierend, wie erfolgreich Wissenschaftler aneinander vorbei experimentieren, satt dort weiter zu forschen, wo andere namhafte Kollegen bereits bemerkenswerte Erkenntnisse zu verzeichnen hatten.

Die Rede ist wieder einmal von der Wissenschaft der „Pleomorphen Mikroben".

Der Verdacht, dass sowohl Krebs wie auch Autoimmunerkrankungen ursächlich im mikrobiellen Milieu zu finden sind, konnte nach fast Einhundert Jahren mittels der >Graufeld Methode<, einem neuartigen optischen Mikroskops von „Kurz Olbrich" entwickelt, sichtbar gemacht werden.

Eine revolutionär wissenschaftliche Entdeckung, welche die Grundlagenarbeiten von >Louis Pasteur<, dass alle Kleinstlebewesen, wie Viren, Bakterien oder Pilze, grundsätzlich im konstant gleichen Zustand bleiben, wiederlegt werden konnte. Eine Erkenntnis, welche aus orthodox-schulmedizinischer Sicht, nach wir vor einfach bestritten wird. Bereits der Biochemiker >Antoine Béchamp (1816-1908), erforschte ab 1857 die Fähigkeit von Mikroben, sich innerhalb der Pleomorphose, in eine höhere Art zu wandeln. Diese neuartige Einsicht in die Welt der Mikroben, konnte in dieser Form, mit einem konventionellen Phasenkontrastmikroskop noch nicht erreicht werden. Jedoch durch die technische Weiterentwicklung mit der Möglichkeit einer maximalen Vergrößerung gelang es, eine Probe um ein Vielfaches zu vergrößern. Unter dem Olbrich Mikroskop konnten nun endlich Details sichtbar gemacht werden, welche die Wissenschaft, wäre sie nicht so unbeweglich wie ein Fels, hätte aus den Angeln heben müssen. In den Blutproben

konnte man nun nicht nur den Zerfall lebender Blutzellen mitverfolgen, sondern auch die Wandlung pleomorpher Organismen, welche sich im erkrankten Blut in großer Zahl zeigten. Endlich war man rein technisch sogar in der Lage, eine deutliche Vergrößerung und eine intensive Schärfe unter der mikroskopischen Ansicht zu erreichen, man konnte die Beobachtungen sogar in Filmsequenzen festhalten und somit den wissenschaftlichen Wert dokumentieren.
Ein wohl viel zu komplexer Vorgang, innerhalb der Medizingeschichte. Da scheint es doch wesentlich einfacher, das medizinisch vorhandene Wissen auf einer Scheibe zu reflektieren, statt global zu begreifen. Denn wer zu weit an den Rand dieser Scheibe heranreicht, geht Gefahr abzustürzen.
Ist uns nicht allen, diese Kastration der Wissensentwicklung bereits bekannt?
In allen Zeiten haben sich die Gelehrten bemüht, das vorliegende Wissen, in einem engen Rahmen, auserwählter Vertreter zu sichern. Schon im Gebrauch der Sprache, hoben sich Gelehrte von dem gemeinen Volk ab. So konnten Sie ihr Wissen in Latein, für den Nichtgelehrten unerreichbar machen. Wissen bedeutet Macht, und das war schon im Mittelalter ein potentes Werkzeug, sich eine unantastbare Position in der Hierarchie der Menschheit zu sichern. Dieses Machtgefüge hat sich bis zum heutigen Tag nur punktuell verändert. Der subtile Einfluss um Leben und Tod, reich oder

arm, Macht oder Ohnmacht, liegt in wenigen Händen verteilt. Was sich jedoch in der heutigen, zivilisierten Welt immer rascher verändert ist die Tatsache, dass uns das Medium >Internet<, in Verbindung der vorherrschenden Bildung, einen immer transparenteren Einblick in Bereiche ermöglicht, welche noch vor wenigen Jahrzehnten den meisten Menschen verborgen blieb. Nutzen Sie also Ihre enormen Möglichkeiten der Selbstbestimmung, denn lesen gefährdet die Dummheit!

11 Krebs als eine Infektionskrankheit durch Trichomonaden?

Ist Krebs auch eine Infektionskrankheit?
Tamara Lebedewa, hat zum Verständnis
der Krebsentstehung einen enormen Beitrag geleistet.
Nachdem wir zum Thema pleomorphe Mikroorgansimen einen ersten Einblick in den Mikrokosmos erhalten haben, möchte ich noch ein Thema hinzufügen, welches meiner Meinung nach von enormer Wichtigkeit ist. Neben den mikroskopisch kleinen Symbionten, welche wir seit unserer Geburt, als feste Einheit unseres biologischen Biotops, in uns tragen, gibt es auch Angreifer von außen.
Dieses nächste Thema eröffnet uns eine weitere Ursache für die entgleiste Heilungsreaktion des

Trophoblasten. Eine Einsicht, welche innerhalb einer Infektion die Erkrankungsursache Krebs, in ein ganz neues Licht rückt. Ein Wissen, welches ebenso wie die vorangegangenen Themen vertiefend bestätigt, dass die orthodoxe Krebstherapie an den veralteten Feindbildern, einer mutierten Zelle scheitern musste und auch weiterhin scheitern wird.

Bis zum heutigen Tag gibt es keinen wissenschaftlichen Nachweis, dass es sich bei einem Tumor um den angenommen Zellverband genetisch mutierter Zellstrukturen handelt. Innerhalb der Trophoblastenthese, hatten wir eine mögliche Zellstruktur des tumorösen Gewebes bereits besprochen. Stammzellen, welche ihrer physiologischen Heilungsfunktion, innerhalb unseres Lebenszyklus nachgehen. Hierbei sprechen wir jedoch immer noch von körpereigenen Zellstrukturen, welche einen Tumor ausgebildet haben.

Was aber, wenn es auch Tumore geben würde, welche sich nicht aus körpereigenen Zellstrukturen zusammensetzen?

Während sich der Embryologe Prof. Beard noch mit der Trophoblastenthese beschäftigte, hatten weitere Wissenschaftler erkannt, dass es nicht nur eine Art von Tumormasse, innerhalb einer Krebserkrankung gibt.

Hier ist vor allem Prof. Enderlein, Dr. Weber, aber auch Frau Tamara Lebedewa zu benennen. Ihre Forschungen in Bezug auf schwere Erkrankungsbilder, so auch Krebs, in Verbindung mit parasitären Einzellern, eröffnen eine ganz neue Sicht auf die Krebsentstehung, und somit auch auf die Therapierbarkeit.

Innerhalb dieses Kapitels werde ich mich insbesondere mit den wissenschaftlichen Beobachtungen von Frau Lebedewa beschäftigen. In einer Ihrer Forschungen wurden Krebszellen in einer speziellen Lösung kultiviert. Innerhalb des Entwicklungsprozesses zeichnete sich eine signifikante Ähnlichkeit mit „Trichomonaden" ab. Aus diesem Grund wurden nun auch Trichomonaden parallel kultiviert. Im Ergebnis waren zwischen den beiden Proben, keine Unterschiede erkennbar. So lag zuerst einmal der Gedanke nahe, dass es sich bei der untersuchten Krebsgeschwulst nicht zwangsläufig um körpereigene Zellen, sondern durchaus auch um körperfremde Zellstrukturen handeln könnte. Nach weiteren Untersuchungen der Probe konnte sie feststellen, dass es sich um sogenannte Protozoen handelte, welche auch noch an einigen weiteren chronisch verlaufenden Erkrankungsbildern beteiligt sind. Nun verhält es sich innerhalb der Schulmedizin so, dass jeder Wissenschaftler seine Ergebnisse, für die einzig wahren Ergebnisse hält. Als Außenstehende, ganzheitliche Therapeutin

sage ich, es gibt viele Ursachen, denn die gesicherten Forschungsergebnisse müssen alle, innerhalb einer ganzheitlichen Krebstherapie, einbezogen werden, um einen nachhaltigen Therapieerfolg zu sichern.
Natürlich ist diese Sichtweise wesentlich arbeitsintensiver, als einfach eine mutierte Zellformation als isoliertes Problem zu definieren, welches für das Sterben des Krebspatienten verantwortlich zu machen ist. Einen Tumor mit Chemotherapeutika oder Strahlen zu attackieren, ist eine überschaubare Therapie. Wesentlich komplizierter verhält es sich scheinbar, sich mit den wirklichen Ursachen und Zusammenhängen auseinander zu setzen. Aber ist dies wirklich so?

Am Ende des Buches werden Sie erkennen, dies ist nicht der Fall. Es ist jedem Therapeuten und sogar dem Betroffen, als medizinischem Laien, zumutbar die wirklichen Ursachen zu erkennen. Dem Therapeuten selbst ist eine Ausarbeitung des individuellen Therapieweges, anhand seines Wissens abzuverlangen, aber dabei verändert sich auch die Rolle des Patienten, von einem unmündigen Patienten, in einen aktiven Patienten. Ein Patient der in den Wissensprozess und den Therapieprozess, als aktiver Partner eingeplant ist, und somit wieder in Etappen die Verantwortung über seine Heilung und die Erhaltung der Gesundheit zurückerhält.

Nun aber zurück zum Thema. Die Trichomonaden gehören zu den ersten Lebensformen auf unserer Erde. Noch lange bevor es den Menschen gab, waren einzellige Lebewesen, wie Amöben, Bakterien, Pilze und Geißeltierchen die Krone der Schöpfung. Wir leben mit diesen Lebewesen bewusst, oder unbewusst in einer Koexistenz, ob wir es wollen oder nicht. Viele dieser Vertreter bilden eine sinnvolle Symbiose mit uns, wie man sie überall in der Natur immer wieder beobachten kann. Unter bestimmten Umständen jedoch, können solche Lebewesen innerhalb unseres Körpersystems eine tödliche Kaskade auslösen. Dies macht sie nicht zu aggressiven Monstern, denn auch wenn wir es oft nicht wahrhaben wollen, alles auf diesem Planeten hat einen festen Platz im Gefüge der Evolution. Solange alles in einem gesunden Gleichgewicht ist, kann jedes Lebewesen seiner Bestimmung nachgehend, miteinander existieren und sich austauschen. Die Problematik, welche ich auch in meiner Praxis immer wieder erlebe ist, dass die diagnostischen Möglichkeiten des Dunkelfeldmikroskops kaum noch genutzt werden. Innerhalb der üblichen Laborparameter, werden wichtige Phänomene, wie das Vorhandensein von pathogenen Mikroorganismen, nicht mehr erkannt.

Zu den erfolgreichen Vertretern der Erforschung dieser Mikroorgansimen und deren Zusammenhang mit der Entstehung von schweren

Erkrankungsbildern wie Krebs, gehört vor allem Tamara Lebedewa (Tamara Jakovlewna Siséeva). Die 1938 in Russland geborene Chemikerin, wurde durch ein erhöhtes Krebsaufkommen, innerhalb ihrer eigenen Familie, für das Thema Krebserkrankung immer mehr sensibilisiert. In der festen Überzeugung, dass sich der menschliche Organismus in seiner genialen Regerationsfähigkeit, niemals ohne äußere Einflüsse gegen sich selbst richten würde, richtete sie Ihr Hauptaugenmerk auf eventuell vorliegende Erreger, welche für den Therapeuten unerkannt, in den Tiefen des Mikrokosmos, eine mögliche Ursache für die Krebserkrankung sein könnten. Da Wissenschaftler bereits den Nachweis erbringen konnten, dass wir alle Krebszellen in uns tragen, musste ein solcher Erreger bestimmte Eigenschaften haben. Er muss unbemerkt im menschlichen Organismus existieren können, und nur unter normalen Umständen durch das körpereigene Abwehrsystem angreifbar sein. Dies entspräche einem latenten Infektionsstatus, der durchaus über eine geraume Zeit unbemerkt auf die Gunst der Stunde warten würde. Kippt jedoch unser Milieu insgesamt, findet eine Veränderung statt, und diese möchte ich nun zusammenfassend vertiefen.

Bruder Zufall war es, der Frau Lebedewa, ausgehend von einer gynäkologischen

Kollegenschaft, den Hinweis zuspielte, dass es sich bei dem gesuchten Erreger durchaus um Trichomonaden handeln könnte. Während die breite Wissenschaft bei dem Trichomonaden ausschließlich davon ausging, dass er Geschlechtskrankheiten hervorruft, zeigten weitere Forschungen an verschiedenen Forschungseinrichtungen, wie in Sankt Petersburg, dass die Trichomonaden sich durchaus nicht nur ausschließlich im urogenitalen Bereich ausbreiteten, wie bislang vermutet wurde.

Für Frau Lebedewa war dies Anlass genug weitere Versuche zu starten. Nun galt es einen festen Zusammenhang zwischen den Tumorzellen und den Trichomonaden zu finden. So konnte sie zum Beispiel den Nachweis erbringen, dass sich eine Tumorprobe innerhalb einer angelegten Kultur zu vereinzelten, begeißelten Trichomonaden enttarnten. Im Übrigen konnte Frau Lebedewa auch Zusammenhänge zwischen einer Trichomonaden-Besiedelung und weiteren Erkrankungsbildern, wie Arthritis, Diabetes mellitus Typ 1, Multiple Sklerose, Arteriosklerose, Herzerkrankungen usw., finden.

Was die Trichomonaden so gefährlich macht, ist vor allem die enorme Anpassungsfähigkeit. So zeigen sie eben die gleichen Fähigkeiten, wie wir sie bereits von der Stammzelle (Trophoblasten) kennen, nämlich die einer aggressiven Teilungsfähigkeit. Während wir in der enorm gesteigerten Zellteilung des Trophoblasten, einen nicht zu Ende gebrachten Heilungsprozess erkennen, finden wir einen ähnlichen Effekt bei der Kolonialisierung der Trichomonaden, welche sich in einem massiv geschädigten Umfeld, zu Tumorverbindungen ansiedeln. Besonders sind solche Phänomene innerhalb eines geschädigten Gebietes nach einer Operation, oder einer Strahlentherapie zu beobachten. Eine weitere Parallele finden wir in der Fähigkeit des infiltrierenden Wachstums, in das benachbarte Gewebe. Ebenso wie bei dem Trophoblasten, haben sie auch die Fähigkeit sich anaerob mittels der Glykolyse zu ernähren. Doch es gibt eben auch klare Unterschiede, und diese Unterschiede zeigen sich gerade in der Dunkelfeldmikroskopie. Während es sich bei einem Tumorgewebe durch Trophoblasten, um köpereigene Zellstrukturen handelt, sind die Trichomonaden parasitäre Lebewesen, welche aus einer einzigen Zelle bestehen. Man ordnet sie der Familie der Geißeltierchen zu. Während die einzelnen Arten, in der Mehrzahl Tiere besiedeln, finden sich insgesamt fünf bekannte, humane Arten.

- Trichomonas vaginalis (Vaginaltrochomonade
- Trichomonas hominis (Darmtrichomonade)
- Trichomonas tenax (Mundhöhlentrichomonaden)
- Pentratrichomonas hominis (Darmtrichomonade)

- Dientamoeba fragilis (Darmtrichomonade)

Da die Vaginal-Trichomonade bereits 1836, durch Alfred Donné entdeckt wurde, ist sie auch die bislang am meist erforschte Trichomonade. Sie verursacht die Geschlechtskrankheit, Trichomonose, bei welcher die Erreger bis in die Gebärmutter vordringen können. Innerhalb sowjetischer Studien, in den 70er Jahren, zeigte sich eine hohe Verbreitung bei Frauen. Selbst bei Neugeborenen konnte man die Erreger sowohl im Bereich des Urogenital- wie auch im Enddarm nachweisen. Männer waren etwas weniger belastet, erreichten jedoch auch eine Infektionsrate von einem Drittel, wobei man diese sowohl in der Prostata, wie auch im Blut selbst nachweisen konnte.

Wie aggressiv eine solche Infektion durch Trichomonaden verlaufen kann, zeigte sich in Tierversuchen. Nach einmaligem Applizieren der Vaginal-Trichomonade, in den Bauchrauch von Versuchsmäusen, stellte sich eine signifikant hohe Wahrscheinlichkeit einer Bindegewebswucherung ein, oder es erfolgte ein Versagen von Organen und Lymphknoten, bis hin zum Tod der Versuchsmäuse. Die normale Übertragung erfolgt über den Geschlechtsakt. Aber durch die grundsätzliche Fähigkeit, auch außerhalb des Körpers noch einige Zeit zu überleben, ist auch eine Übertragung über Handtücher und Wäsche,

aber auch über Schmierinfektion möglich. Während der Passage der Geschlechtsorgane innerhalb des Geburtsvorganges, ist selbstverständlich auch hier eine Übertragung auf das Neugeborene durchaus gegeben.
Die Möglichkeit selbst infiziert zu sein, ist recht hoch. Die Zahl der jährlichen Neuinfektion liegt zurzeit im dreistelligen Millionenbereich. Dennoch bin ich mir sicher, dass nur ganz wenige Menschen über diese Durchseuchung informiert sind.
Selbst unter den Therapeuten, sowohl schulmedizinischer- wie auch naturheilkundlicher Ausrichtung, besteht ein eher seichtes Wissen. Umso ärgerlicher ist es, dass eben genau diese Vertreter beim Bemerken Ihres Halbwissens, die vorgenannte Problematik geradezu herunterspielen und Forschungsergebnisse, ohne diese überhaupt zu kennen, in Frage stellen und zu diffamieren versuchen.
Die aggressivste Art ist eine unbegeißelte, amöbenartige Form. Außerdem finden wir noch die Zystenartige Form vor. Besonders gefährlich sind sie vor allem, weil sie von Leukozyten oder Makrophagen, kaum noch zu unterscheiden sind. Dadurch werden sie für unser Immunsystem praktisch unsichtbar. Es kommt jedoch auch zur Verwechslung mit Knochenmarkszellen. Begeißelte Trichomonaden wird man im Blut eher selten erkennen. Generell werden die Phänomene nur dann als solche erkannt, wenn die untersuchende

Person ausreichende Kenntnisse hierüber hat und das Vorhandensein von Trichomonaden bereits vordergründig vermutet. Nun stellt sich die Frage ob, und vor allem wie, sich diese Erreger von der Schleimhautoberfläche ins Körperinnere, bis hin zum Blut fortbewegen kann. Diese Fähigkeit erhalten sie durch ihre Enzyme (Hyaluronidasen). Mittels enzymatischer Prozesse, sind sie in der Lage das umliegende Bindegewebe aufzulockern (ähnlich wie auch beim embryonalen Aufbau der Plazenta, durch den Trophoblasten). Der einfachste Weg ins Körperinnere zu gelangen, ist jedoch über den Geschlechtsverkehr. Durch seine evolutionäre Anpassung innerhalb eines Wirtes, unterscheidet er sich von Bakterien und Viren, durch eine hohe Organisationsfähigkeit und einer komplexen Vielgesichtigkeit, in seiner Beziehung zum Wirt. So agiert der Trichomonade in einem menschlichen Organismus ganz anders, als in einem tierischen Organismus. Durch perfekte Tarnungseigenschaften, stellt er sich für die meisten Onkologen und Parasitologen harmlos oder gar als nicht erkennbar dar. Ein wichtiger Faktor für die Ähnlichkeit zu unseren körpereigenen Zellen liegt sicherlich auch darin begründet, dass wir in dem primären Geißeltierchen einen gemeinsamen Vorfahren haben. Selbst die Spermien des menschlichen Körpers verfügen über eine Geißel, sowie einer Antigen- Gemeinsamkeit mit den Trichomonaden. Ein weiterer

Tarnungsmechanismus entsteht durch die gezielte Aufnahme von Mikroben, welche sie regelrecht an ihre Oberfläche anhaften. Das Immunsystem wird durch solche Mechanismen in die Irre geführt. Obgleich längst bekannt ist, dass Trichomonaden krebsinduzierend sind, werden sie nicht, innerhalb eines diagnostizierten Eierstockkrebses oder Prostatakrebs, therapeutisch in den Vordergrund gestellt. Auch hier unverständlich, bei der Tatsache, dass es hierüber eindeutige Forschungsreihen gibt. So hatte man innerhalb einer amerikanischen Studie, sowohl das Blut von gesunden männlichen Probanden, wie auch das Blut von an Prostatakrebs erkrankten Probanden untersucht. Bei dem Antigennachweis von Trichomonas vaginalis, erhöhte sich der bösartige Verlauf um das Dreifache. Hinzu kommt der Nachweis, dass bei Frauen, welche an einer unbehandelten und chronisch verlaufenden Trichomonaden-Infektion leiden, sich das Krebsrisiko ebenso bis um das Dreifache erhöht.

Symptome einer Infektion im Urogenitalbereich:
Nach einer Inkubationszeit von ca. einer Woche kommt es zu:
- **(Frauen)** schmerzhaftem Wasser lassen, bei erhöhtem Harndrang und Juckreiz im Vaginalbereich. Während der Regelblutung können sich die Symptome noch verstärken. Mit dem

Einsetzen der Wechseljahre, können die beschriebenen Beschwerden völlig fehlen.
- Es kann zu einem grüngelblichen, schaumigen Ausfluss kommen
- Nach einer Akutphase kommt es zur chronischen Phase, in welcher die Beschwerden abflauen, oder ganz fehlen können.

Die Problematik des Nachweises basiert darauf, dass ein Abschluss der akuten Phase, mit einer Reduzierung der begeißelten Trichomonaden einhergeht. Mit dem Mikroskop werden dadurch die wenigen begeißelten Trichomonaden meist nicht mehr erkannt. Die unbegeißelten Trichomonaden werden ohnehin nur über eine angelegte Kultur nachgewiesen. Ein solcher ‚Aufwand wird jedoch meist nicht betrieben.
- **(Männer)** hier finden wir die Trichomonaden vorwiegend unter dem Schutz der Vorhaut, innerhalb der Harnröhre, bis in die Prostata. Da wesentliche Symptome in der Regel nicht wahrgenommen werden, bleibt eine Infektion meist unerkannt. Dabei besteht jedoch auch die Gefahr einer erhöhten Übertragung durch ungeschützten Koitus.

Die Ernährung der Trichomonaden:
Innerhalb der roten Blutzelle, finden die Trichomonaden alles was sie benötigen, insbesondere Eisen und Lipide. Sie ernähren sich

außerdem von Insulin, Cholesterin, Myelin (Scheide der Nervenfasern), Kohlehydrate.

Was erhöht die Aggressivität der Trichomonaden?

- Übersäuerung
- Radioaktivität
- Wasseradern
- Elektrosmog
- Umweltgifte
- Lebensmittelgift usw.

An dieser Stelle muss ich jedoch kurz einen Zwischenstopp einlegen. Besonders die Therapeuten unter den Lesern, leiden immer wieder einmal unter einer latenten Verwirrung und stellen sich die Frage, ob es die in der wissenschaftlichen Literatur beschriebenen pleomorphen Mikroorgansimen wirklich alle gibt.

Karl Windstosser hatte sich einmal auf den wissenschaftlichen Versuch eingelassen, die große Anzahl der bislang entdeckten Mikroorganismen zu ordnen. Eine berechtigte Frage wäre zum Beispiel: ob es nicht den gleichen Mikroorganismus unter verschiedenen Namen geben könnte. Die Wissenschaft ist ein lebendiger Prozess, welcher sich überall auf der Welt in geistiger Bewegung verselbstständigt, und Früchte trägt. Da jedoch die wissenschaftlichen Ergebnisse, meist als isoliertes

Ergebnis, durch eben Diese ihren Namen erhalten, kommt es nicht selten zu einer Vielzahl von Namen, für ein und denselben Mikroorganismus. Jeder Wissenschaftler beansprucht durch die Namensgebung, den Erfolg für sich. Eine allgemeine Verwirrung entsteht jedoch meist nur bei den Menschen, welche sich ganzheitlich mit der Vitalblutanalyse beschäftigen. Und ich garantiere, Sie können Ihre Fachausbildung in zehn unterschiedlichen Ausbildungsstätten vornehmen, Sie werden immer die gleichen Vertreter der wichtigsten pleomorphen Mikroorgansimen entdecken, aber leider immer wieder auch unter einem anderen Namen.

Wie soll der Therapeut, innerhalb einer multiplen Namensgebung, den Überblick behalten?

Hierzu gebe ich Ihnen zwei einfache Hinweise mit auf den Weg, welche Ihnen den Umgang mit der Vielzahl der Namen und dem späteren Umgang, mit den pleomorphen Mikroorganismen erleichtern sollen:

Hinweis 1.

Ganz gleich wie der Name auch sein mag, wir konzentrieren uns ausschließlich auf den Charakter. Welche Gestalt nimmt er an, wie ernährt er sich (z.B. rote Blutkörperchen) und welche Erkrankungsbilder zeigen sich allgemeindiagnostisch?

Hinweis 2.
Hat er die Fähigkeit, sich in einem sich pathologisch veränderten Milieu, pleomorph zu verhalten?

Wie immer der Name ist, findet man diese Eigenschaften, wissen wir doch auch was wir tun müssen um die pathologische und pleomorphe Eigenschaft, wieder in eine symbiotische Eigenschaft zurückzuführen.
Neben den genannten Hinweisen, müssen wir, nachdem das Milieu bereinigt wurde und das Immunsystem gestützt ist, auch an unsere natürlichen Helfer denken, welche wir gegen Parasitäre Mitbewohner, wie die Trichomonade, einsetzen können. Auch dieses Thema wird im Therapieteil des Buches, näher beschrieben.

12 Die Dunkelfeld-Blutanalyse in der Praxis

Nachdem ich sicherlich Ihr Interesse geweckt habe, möchte ich versuchen einige wichtige Informationen zu diesem Thema zusammen zu fassen.

Indikation für eine Dunkelfeld-Diagnose:
Nachdem wir über eine ausreichende Kenntnis pathogener- und pleomorpher Mikroorganismen verfügen, müsste man zwingend, innerhalb einer ganzheitlichen Therapie, eine Dunkelfeld-

Diagnostik voran setzen! Hierzu bedarf es aber auch der Anschaffung eines Dunkelfeldmikroskops, welches mit einigen Kosten verbunden ist.

Ebenso wie eine ausführliche Anamnese, Laborbefunde und einer Untersuchung, bietet die Dunkelfeld-Mikroskopie einen tiefen Einblick in Ihr Körpermilieu. Da ich davon ausgehe, dass ein Patient nicht als kerngesunder Mensch in eine Therapiepraxis kommt, könnte man von einer generellen Indikation sprechen. Was ich jedoch als ebenso wichtig erachte, wie die Diagnose, welche einer Therapie vorangestellt wird, ist die Möglichkeit den Therapieverlauf in regelmäßigen Abständen zu kontrollieren. Was mir dabei am wichtigsten erscheint, ist die Möglichkeit, den Patienten nicht mit einem Blatt Papier voller Laborwerte zu entlassen, sondern in den Sichtbefund des Vitalblutes miteinzubeziehen.

Welche Vorteile bietet die Dunkelfeldmikroskopie:

- Während Sie nach einer Laboruntersuchung nur die Parameter erhalten, welche zuvor angeordnet wurden, kann man sich in einer regelrechten Live- Sichtung, auch ein Bild über Phänomene im lebenden Blut machen, welche zuvor nicht im Fokus standen.
- Proben müssen nicht erst an ein Labor gesendet werden und somit entfallen auch die Wartezeiten.

- Die Auswertung erfolgt sofort, und es besteht die Möglichkeit einer Dokumentation, am lebenden und nicht eingefärbten Blut, als Foto oder als Videoaufnahme.
- Innerhalb der Dunkelfeldmikroskopie, können Phänomene erkannt werden, welche aktuell zwar noch keine Beschwerden zeigen, aber darauf hinweisen, dass eine erhöhte Belastung besteht. So dient diese Diagnoseform auch der Vorsorge.
- Während einer gezielten Therapie, kann man in regelmäßigen Abständen den Therapieverlauf kontrollieren und gegeben Falls anpassen.

Was kann der Therapeut im Dunkelfeld erkennen:
- Ein Mangel an Vitalstoffen: verursacht im Vitalblut zelluläre Veränderungen. Innerhalb einer Laboruntersuchung würde man solche Hinweise nur dann entdecken, wenn man einen gezielten Vitamin- oder Mineralstoffstatus erheben würde. Solche Untersuchungen sind sehr teuer und werden nur sehr selten vorgenommen.
- Gerad in Bezug auf ungeklärte parasitäre Belastungen, wie zum Beispiel mit Borrelien, bietet die Dunkelfelddiagnostik ein hervorragendes Diagnoseinstrument.
- Allergische Reaktionen laufen nicht immer typisch ab, und so können sich hinter verschiedenen Beschwerdebildern, allergische

Reaktionen verstecken. Im Vitalblut zeigen sich jedoch schnell deutliche Hinweise auf allergische Vorgänge.
- Auch eine schlecht funktionierende Immunabwehr, kann der geübte Therapeut im Dunkelfeld erkennen.
- Anhand der Erythrozyten-Phänomene kann man im Vitalblut versteckte Gefahren wie Durchblutungsstörungen/ Gerinnungsstörungen, eine Dehydration und vieles mehr erkennen.
- Auch für Organbelastungen, gibt es wichtige Anhaltspunkte.

Der Dunkelfeld-Therapeut hat die Möglichkeit, gemeinsam mit dem Patient, einen ersten Einblick auf den Mikrokosmos zu werfen. Hier wird dem Patienten in der Regel erklärt, wo sich welche Phänomene im Blut befinden und was sie aussagen. Therapieansätze können so bei Bedarf angepasst werden, oder, sofern sie sich als Erfolglos zeigen, abgesetzt und neu ausgearbeitet werden. Therapieerfolge, die sich relativ kurzfristig im Dunkelfeld nachweisen lassen, ermutigen den Patienten laufende Therapien durchzuhalten und unterstützen vor allem die innere Heilungsentscheidung und das selbstverantwortliche Handeln, auch nach einer abgeschlossenen Therapie.

Ablauf der Dunkelfeld-Diagnostik:

Viele Therapeuten fordern, dass der Patient vor der ersten Sitzung, mindestens vier Stunden nichts gegessen haben soll. Andere Therapeuten bestellen die Patienten sogar nüchtern ein. Am effektivsten ist es, meiner Meinung nach, wenn der Patient in einen unverfälschten Ist- Staus untersucht wird. Das Blut eines nüchternen Patienten, zeigt immer ein abweichendes Bild und entspricht niemals den tatsächlichen Gegebenheiten. Ich denke man hat hier die Vitalblutdiagnose, mit der Vorgehensweise einer normalen Laboruntersuchung gleichgesetzt, ohne sich darüber wirklich Gedanken zu machen.
Die Vitalblutdiagnostik zeigt jedoch den aktuellen Ist-Wert, welcher zu genau dem Moment erhoben werden sollte, in dem er stattfindet. Je unverfälschter sich das Blut darstellt, umso unverfälschter wird auch das Ergebnis der Auswertung sein.

Aus der Fingerbeere des Patienten, wird nun ein Tropfen Blut entnommen und dieser Tropfen muss so schonend wie möglich, ohne Druck, auf den Objektträger überspringen (nicht abstreifen, oder andrücken!). Mit einem Deckglas vorsichtig fixiert, wird die Probe nun zum ersten Mal unter dem Mikroskop zur Begutachtung eingestellt. Nachdem sich der Therapeut einen ersten Überblick verschafft hat wird dem Patient, mittels einer speziellen Kameratechnik, die Blutprobe über einen

Bildschirm visuell zugänglich gemacht. Was dem Patienten innerhalb einer üblichen Laboruntersuchung ansonsten verborgen bleibt, kann er nun ebenso deutlich nachverfolgen, wie der Therapeut selbst. Der Dunkelfeldtherapeut kann dem Patienten nun alle Phänomene erklären. Hierdurch werden therapeutische Maßnahmen verständlicher. Außerdem hat der Patient die Möglichkeit, Therapieverläufe in ihrer Wirkung zu verfolgen und muss endlich nicht mehr unmündig und unwissend, jedem Therapieweg blind zustimmen.

Unterschied zwischen dem Hellfeld- und Dunkelfeldmikroskop:

Im Gegensatz zum klassischen Hellfeldmikroskop, welches das zu untersuchende Präparat von unten durchleuchtet, wirkt das Licht des Dunkelfeldmikroskops, mittels eines Kondensors in einem schrägen Winkel auf das Präparat, wonach sich die einzelnen Strukturen reflektiert darstellen lassen. Da der Untergrund dunkel ist, stellen sich die beleuchteten Strukturen als hell leuchtende Objekte im Objektiv dar.

Damit sich das Präparat während der Beobachtung nicht erwärmt, arbeitet die neueren Dunkelfeldmikroskope mit einer externen oder internen Kaltlichtquelle. Die neueste Mikroskop-Technik bedient sich der LED Beleuchtung.

Der Fokus während der Untersuchung richtet sich zuerst auf die Erythrozyten, Thrombozyten, Monozyten, Lymphozyten, Eosinophile Granulozyten, Basophile Granulozyten, Neutrophilen Granulozyten. Außerdem sichtet der Therapeut die Aktivitäten der Mikroorganismen in Verbindung der verschiedenen Blutzellen. Außerdem richtet sich die Aufmerksamkeit auf das Vorhandensein sogenannter Säurekristalle, welche auf den Übersäuerungsstatus Hinweise liefern. Neben den genannten Phänomenen, ist auch die Beobachtung auf eine eventuell bestehende Schwermetallbelastung, ein immer wichtiger werdendes Thema.

Neben bereits manifesten Erkrankungsbildern, hat der geschulte Therapeut auch die Möglichkeit präventiv, einer sich anbahnenden Erkrankung entgegen zu arbeiten. Gerade hier zeigt sich somit auch ein unverzichtbares Instrument der Präventivarbeit, innerhalb der Gesundheitsvorsorge. Die Gesundheitsvorsorge sollte grundsätzlich im Vordergrund stehen, denn nicht jeder manifeste Schaden ist letztlich durch eine Therapie reversibel.

13 Orthomolekulare Therapie

In einem entgleisten Milieu, finden wir auch immer orthomolekulare Entgleisungen und den damit

verbundenen Mangelerscheinungen. Im Gegenzug, kann ein orthomolekularer Mangel auch an der Bildung eines sauren Milieus beteiligt sein?
Mangelerscheinungen sind oft die unerkannten Folgen von Fehlernährung, Mangelernährung und einem übersäuerten Milieu. Nachvollziehbar, dass bei einem Krebspatienten, insbesondere auch auf die ausreichende Versorgung lebensnotweniger Vitamine, Mineralien, Spurenelemente, aber auch Enzyme geachtet werden muss. Zuerst einmal kann ein Mangel an verschiedenen Nährwerten, auch durch verschiedene Faktoren begünstigt werden:
- Mangelernährung, durch mangelnde Aufnahme natürlicher Lieferanten.
- Minderwertige Lieferanten: Hierbei hat man festgestellt, dass z.B. bei natürlichen Lieferanten für Vitamin C, nur noch ein Wert von 60-70% enthalten ist, im Vergleich von vor 40 Jahren.
- Fehlen der Co- Faktoren, welche eine ausreichende Aufnahme der Vitalstoffe bedingen. Alleine Vitamin C benötigt 22 Co-Faktoren, um vom Körper aufgenommen werden zu können.
- Erhöhter Verbrauch oder Bedarf.
- Aufnahmestörung

Fakt ist, unser Körper benötigt täglich 45 verschiedene Nährstoffe um ein gesundes Gleichgewicht zu erhalten. Diese Nährstoffe, werden auch als Mikronährstoffe bezeichnet. Die natürlichste Aufnahme dieser Mikronährstoffe ist

nur dann gewährleistet, wenn die Qualität der Lieferanten hochwertig ist. Durch lange Lagerzeiten, spezielle Züchtungen und falsche Zubereitung, gehen jedoch ein Großteil verloren, und können so für den Organismus nicht optimal zur Verfügung stehen.
Leider bemerken wir Mangelerscheinungen oft sehr spät, da in der allgemeinen medizinischen Vorsorgekontrolle, ein Vitaminstatus in der Regel kein Diagnoseinstrument darstellt. In der orthomolekularen Medizin werden insgesamt vier Stadien unterschieden:

Stadium 1
Es kommt zum Entleerungsstadium der Speicherstätten. In diesen Stadien, zeigen Blutuntersuchungen noch normale Werte an, da zuerst die Gewebsspeicher, und Zellspeicher betroffen sind.
Besonders unsere Immunabwehr ist sehr schnell an ihrem Leistungslimit angekommen, denn weiße Blutkörperchen benötigen den 40fachen Gehalt, des Gesamtvorkommens an Vitamin C. Kommt es hier zu einem Mangel, kann auch die Immunabwehr ihrer Arbeit nicht mehr ausreichend nachkommen.
Auch bei Vitamin E- Mangel, kann sich in der Blutuntersuchung noch ein normaler Wert zeigen, währenddessen dringen jedoch freie Radikale und

pathogene Mikroorganismen, unentdeckt durch die Zellmembran. Ähnlich zeigt sich das Ergebnis bei den gemessenen Calcium Werten im Blut. So werden meist noch normale Werte festgestellt, aber dort, wo Calcium eigentlich benötigt wird, in unserem Knochenspeicher, zeigen sich deutliche Defizite.

Stadium 2
Ab diesen Stadien finden wir bereits erste Anzeichen, welche jedoch meist nicht diagnostiziert, oder Fehldiagnostiziert werden.
Unser Stoffwechsel verlangsamt sich, und es kommt zu ersten Symptomen wie:
- Konzentrationsmangel
- Leistungsabfall
- Herabgesetzte Merkfähigkeit
- Reizbarkeit und mangelnde Stressresistenz
- Stimmungsschwankungen
- Depression
- Prämenstruelles Syndrom
- Zeichen der Parkinson- und Alzheimer Erkrankung
- Infektanfälligkeit
- Stoffwechselstörungen
- Kreislaufprobleme
- Schwindel
- Krämpfe
- Migräne
- Blutdruckschwankungen

- Erhöhtes Risiko an Krebs zu erkranken u.v.m.

Stadium 3
Es kommt zu funktionellen Störungen und therapiebedürftigen Symptomen, welche sich meist überlagern und oft so nicht an der Ursache therapiert werden.
- Die Krankheitsbilder aus Stadium 1 und 2 verstärken sich zunehmend.
- Nicht selten stellt sich ein Burnout- Syndrom ein
- Es kommt zu funktionellen Beschwerden des Herzens
- Hypertonie
- Arteriosklerose
- Stoffwechselstörungen
- Ausbildung erster Tumore

Stadium 4
Das letzte Stadium beschreibt zeitgleich den körperlichen Kollaps, welcher sich auf verschiedenste Organstrukturen, und natürlich auch auf die Krebs-Manifestation erstreckt.

Wenn wir uns mit dem Thema Krebs beschäftigen wird bewusst, dass wir uns auch ausführlich mit den Mikronährstoffen beschäftigen müssen. Was mir dabei jedoch aus therapeutischer Sicht immer wieder sauer aufstößt ist die Tatsache, dass viele

Betroffene auch hier zur schnellen Pille greifen. Meist werden Multipräparate eingenommen, um auf Nummer sicher zu gehen. Sinn und Zweck der Ursachentherapie ist es jedoch auf die natürliche Versorgung zurückzugreifen. Und hier kommt er wieder der Faktor Angst.

Alles muss schnell gehen!
Aber ist es überhaupt möglich, die oft enorm hohen Dosen innerhalb eines derart geschädigten Körpermilieus aufzunehmen?
Sicherlich nicht. Denn wir müssen den Organismus zuerst wieder in die Lage versetzen, die angebotenen Nährstoffe überhaupt wieder aufnehmen zu können, und da wären wir wieder beim Ursprung, bei unserer Milieusanierung und der Körpersanierung allgemein, in welcher auch die Entgiftungsorgane einbezogen werden müssen.
Es ist immer wieder faszinierend zu erkennen, wie beeindruckt Patienten von den Infusionstherapien verschiedener Krebstherapeuten sind. Natürlich fühlt sich eine solche Therapie, in der man an einem Tropf hängt, und eine enorme Geldsumme zahlen darf, auch wie eine echte Therapie an. So ist es der Patient schließlich seit 100 Jahren gewohnt. Es ist für einen ganzheitlichen Therapeuten gar nicht so einfach eine biologische- und ursachenausgerichtete Therapie, auch als Therapie begreifbar zu machen. Hinzu kommt die Tatsache, dass der Mensch die Aufnahme von Nahrungsmitteln, nicht als Therapie akzeptieren

kann. Im asiatischen Raum gehört die Heilung über die Nahrung zu einem fest etablierten Heilungskonzept. Sind wir wirklich noch so weit weg von der Einfachheit der Heilung, dass wir uns lieber immer wieder auf fragwürdige und nicht selten im Verlauf, als tödlich endende Therapien einlassen?
Offensichtlich ja, denn die Statistiken sprechen eindeutig dafür. Und hier trifft es das Sprichwort auch wieder einmal direkt auf den Punkt:
Es sterben mehr Menschen durch Messer und Gabel, als durch Kriege und Seuchen

In der orthomolekularen Therapie verlangen viele Patienten immer wieder einen Nachweis über das Labor. Eine meiner Patientinnen hatte ich, anhand der vorgebrachten Symptome und einer Differenzialdiagnose auf einen Mangel an verschiedenen B- Vitaminen und Magnesiummangel hingewiesen. Eine natürliche Ernährungsumstellung gestaltete sich äußerst schwierig und eine Abdeckung über die Nahrung war wenig erfolgsversprechend. Magnesium nahm sie eine Zeit, aber die B-Vitamine wollte sie nicht einnehmen. Sie meinte, sie würde nicht alles Mögliche einnehmen, nur weil ich es Ihr sage, schließlich hätte sie ja kein Laborergebnis welches meine Diagnose untermauern würde. Als sich ernste Krankheitszeichen zeigten, ging sie zu einer Ärztin, diese verschrieb ihr gleich eine Vitamin- B

Infusionstherapie und sie war begeistert. Als ich sie nach dem Laborbericht fragte, welcher den Verdacht auf einen Mangel untermauert hätte, stutzte sie. Es gab keinen Labortest. Ich erinnerte sie daran, dass ich sie schon mehrere Monate zuvor auf einen Mangel hingewiesen hatte. Daraufhin ging sie in die Offensive und verweigerte sich der natürlichen Behandlung, welche vor allem Disziplin erforderte und begab sich in die Hände verschiedenster Schulmediziner. Innerhalb kürzester Zeit durchlief sie einen regelrechten Therapie-Marathon, welcher stellenweise auch mit erheblichen Kosten verbunden war, aber besser ging es ihr immer noch nicht, ganz im Gegenteil, es ging ihr immer schlechter. Was war geschehen?
Die Patientin hatte ihre Verantwortung auf viele, verschiedene Therapeuten verteilt. Anfangs erschien es für sie vor allem auch den Vorteil zu haben, dass die Therapiekosten eines Arztes, von der Krankenkasse übernommen wurden. Dann wurden ihr durch den behandelnden Arzt immer mehr Therapien angeboten, bei welchen sie selbst die Kosten tragen musste, oder zumindest eine Zuzahlung zu leisten hatte. Letztlich hatte sie ihre gesamten Rücklagen dafür eingesetzt. Hätten diese Therapien einen therapeutischen Nutzen erfüllt, dann wäre dies eine gute Investition gewesen, aber leider blieb nur eine tiefe Frustration zurück. Bei einer orthomolekularen Entgleisung ist der Mangel nur ein Symptom. Die ganzheitliche Medizin

therapiert jedoch nicht symptomatisch sondern kausal. Wenn eine Patientin einen Mangel hat, welcher nicht durch eine Fehlernährung verursacht wurde, reicht es nicht aus zu substituieren. Wir müssen die Ursache herausfinden! Dazu aber im Therapieteil mehr.

14 Psychoonkologie

Welche Stellung nimmt die Psycho-Onkologie in der Krebsprävention und der Krebsheilung ein?
Bei der Psychoonkologie, befasst sich die Schulmedizin in erster Linie mit den Auswirkungen einer Krebserkrankung auf die Psyche des Patienten. Hierbei steht mittels der Psychotherapie ein Instrument zur Verfügung, den Patienten durch die einzelnen Phasen des Beschwerdebildes zu begleiten. Jedoch macht die Psyche in der ganzheitlichen Therapie einen weitaus wichtigeren Faktor aus, wenn nicht sogar 50%. Bevor ich jedoch auf meine eigenen therapeutischen Ansätzen zu sprechen komme, möchte ich auch kurz über die Thesen eines Arztes kommen, welcher besonders in schulmedizinischen Kreisen nicht selten in die Kritik geraten ist. Ebenso wie ich und andere Kausaltherapeuten, steht er der orthodoxen Krebstherapie kritisch gegenüber. Die Rede ist von Dr. Hamer, der mit Sicherheit dem einen oder anderen Leser bekannt sein dürfte. Seine Sichtweise zur Krebsentstehung bezeichnete

Dr. Hamer als das „Dirk Hamer-Syndrom (DHS). Benannt ist das Syndrom nach seinem verstorbenen Sohn.
Die von Dr. Hamer beschriebene Erkenntnis der tatsächlichen Ursache jeglicher Erkrankung, so auch der Krebserkrankung, basiert auf der Denkweise, dass immer ein biologischer Konflikt (Schockerlebnis) voran gegangen ist. Auslöser seiner drastischen Neuausrichtung, im Hinblick auf Krankheitsursachen, war sein eigenes Trauma durch den Unfalltod seines Sohnes Dirk. Dr. Hamer sah im Tod des Sohnes, und dem daraus resultierenden eigenen Trauma, die Ursache seiner sich später entwickelten Erkrankung an Hodenkrebs.
Dr. Hamer postulierte die Krebsentstehung, als Folge eines schweren und akut dramatischen Traumas. Seine Erklärung beschreibt, dass es unmittelbar nach dem Eintritt eines psychischen Traumas, zu einem „Feldeintritt im Gehirn" komme, oder nach weiterer Umschreibung, zur Aktivierung bestimmter Hirnareale. Diese besonderen Areale, hätten die Fähigkeit eine Art Sonderprogramm zu starten, welches dem Betroffenen das Überleben sichert. Dieser natürliche Mechanismus platziert nun, je nach dem, um welches Schockerlebnis es sich handele, einen Tumor. Hierbei geht Hamer davon aus, dass der Verlauf der Konfliktlösung auch den Verlauf der Krebserkrankung bestimmt. Mit anderen Worten, wird der Konflikt verarbeitet

und somit gelöst, kommt es zur Rückmeldung der krebsaktivierenden Hirnareale, welche dann zur Auflösung des Tumors und der Krebsheilung führt. In den betroffenen Gehirnarealen, kann es zu Schwellungen, und während der Therapie, auch zu Heilungskrisen kommen, welche mit Symptomen der Epilepsie, Schlaganfall usw. einhergehen können. So erklärt er, dass eine Krebserkrankung nichts weiter wäre, als ein biologisches Sonderprogramm, welches gleichzeitig auch bereits einen Heilungsanteil ausmache.

Sicherlich ist dieser kurze Beitrag nur ein geringer Abriss des komplexen Hamer-Themas. Aber ich möchte bewusst an dieser Stelle das Thema Dr. Hamer auch schon wieder abschließen. Ich möchte nicht den Eindruck vermitteln, mich dieser Sichtweise zu verschreiben. Betroffene, welche sich mit dieser Sichtweise identifizieren können, habe ich im Quellenverzeichnis einen Link eingefügt. Der Grund, warum ich an dieser Stelle nicht fortfahre, ist, dass ich die Krebserkrankung nach wie vor als ein multiples Geschehen des gesamten Menschen sehe. Es scheint mir nach wie vor unmöglich nur eine psychische, oder nur einen körperliche Ursachen zu definieren, wenn ich an Krebs forsche. Dies bedeutet jedoch nicht, dass ich die Psyche nicht ebenso in den Mittelpunkt dieses Buches rücken möchte, wie ich es mit Krebsauslösern, dem Krebsmilieu, den Mangelzuständen usw. getan habe. Allerdings sind mir sowohl die traditionellen psychoonkologischen Ansätze, wie auch die Ansätze durch Dr. Hamer nicht ausreichend und zu einseitig. Das absolute Trennen von Ursachen auf einzelne Gebiete, hieße den Menschen in seine Bestandteile zu zerlegen. Dies jedoch entspricht nicht meinem eigenen Verständnis von ganzheitlichem Menschsein. Worin ich Hamer zumindest teilweise Recht geben möchte, ist die Tatsache, dass traumatische Erlebnisse, welche nicht bearbeitet und somit aufgelöst werden konnten, auch auf die körperlichen Ebenen und somit sicherlich auch auf die Entstehung von Erkrankungen, aber auch auf die Heilung einen bedeutenden Einfluss einnehmen können. Diese Tatsache haben wir alle, zumindest im Akutprozess, bereits kennen gelernt. Nehmen wir alleine die Auswirkung von Dauerstress und die Auswirkung auf unser allgemeines Milieu. Nicht jeder Mensch, welcher ein übersäuertes Milieu aufweist, kann über eine basische Ernährung einen stabilen Therapieerfolg erzielen. Während eine Übersäuerung durch punktuelle Ernährungssünden relativ schnell erste Anzeichen zeigt, sobald man eine gezielte Ernährungsumstellung beginnt, folgt die Übersäuerung durch Dauerstress oft einem schleichenden Prozess mit eher unspezifischen Symptomen.

Wie hängen Stress und der Säure-Basen-Haushalt zusammen?

Tatsächlich kann man dies sogar sichtbar machen. Unter dem Dunkelfeldmikroskop werden die positiven Entwicklungserfolge des umliegenden Milieus bereits nach einer tiefen Meditation erkennbar. Auch wenn die Krebsentstehung ein multipler Prozess ist, gibt es immer wieder auch Schwerpunkte der einzelnen Faktoren, welche das Gesamtsystem zum Entgleisen bringen. Liegt nun dieser Schwerpunkt in der Psyche, so wird die Basistherapie eine ganz andere sein müssen, als ein ernährungsbedingter Schwerpunkt oder äußere Ursachen wie Noxen, Strahlen usw.

Wenn Stress sauer macht
Nun möchte der Interessierte auch sicherlich wissen wie Stress das Körpermilieu sauer machen kann. Bei Stress, ganz gleich ob es eine kurzfristige und langfristige Situation ist, werden verstärkt die Hormone Adrenalin, Noradrenalin und Kortisol ausgeschüttet. Dadurch wird ein unmittelbarer Einfluss auf unsere Atmung, unser Verdauungssystem und die allgemeine Durchblutung genommen. Die Atemqualität spielt dabei eine enorme Rolle, denn bei Stress wird der Atem automatisch flacher und beschleunigt durchgeführt. Hierdurch entsteht im Körpersystem ein Sauerstoffdefizit. Wichtige Vorgänge, wie zum Beispiel auch der Säureabbau, bleiben unbearbeitet liegen. Abfallprodukte werden so nicht mehr ausreichend abtransportiert. Die Kraftwerke

der Zellen, erhalten nicht mehr den benötigten Sauerstoff um eine ausreichende Energiegewinnung zu erreichen. Gleichzeitig erhöht sich durch diese Umstände, eine Freisetzung von schädlichen Michsäuren. Diese sind maßgeblich an der Ausbildung eines krebsfreundlichen Milieus beteiligt. Sie sehen, es handelt sich also hierbei nicht um eine spirituelle Behauptung, dass Therapien wie Yoga, Reiki, Autogenes Training oder therapeutisches Malen, einen enormen Einfluss auf das Milieu nehmen können, es ist ein ganz nachvollziehbarer, biochemischer Prozess. Körper, Geist und Seele arbeiten in einer großen Symbiose zusammen. Dieser großen Symbiose, sind viele kleinere Symbiosen anhängend, bis hin zum Mikrokosmos unseres Körpersystems. Man kann sich dieses Zusammenspiel wie das Ineinandergreifen von großen und immer kleineren Zahnrädern vorstellen. Wichtig ist es hierbei aber vor allem zu verstehen, dass besonders die kleinsten Zahnräder in diesem Zahnradgefüge letztlich den größten Wirkeffekt beinhalten, aber leider meist übersehen werden.

Wenn Stress den Blutdruck entgleisen lässt
Kaum jemand kennt die Bezeichnung „Psychokardiologie". Die Psychokardiologie unterstützt den Patienten mit einer Hypertonie, aufgrund ungelöster Stressanteile, zu veränderten Denk- und Lebensmustern zu finden. Hier ist ein

greifbarer Ansatz, eine Hypertonie auf ursachenbezogene Weise zu regulieren. Dies ist durchaus eine ernst zu nehmende Therapieausrichtung, welche bislang auf mehr als 4000 wissenschaftliche Studien zurückgreifen kann. Natürlich muss man diesen Therapieansatz auch bei organisch bedingtem Hypertonus zum Einsatz bringen, denn wer bereits an einer ausgeprägten Herzerkrankung leidet, wird mit Stress und den Folgen auf den steigenden Blutdruck, nur mit einer deutlich herabgesetzten Kompensationsfähigkeit reagieren können.

Stress und der Verdauungstrakt
Auch auf unseren Verdauungstrakt hat Stress einen erheblichen Einfluss. Angefangen von einer Verengung der Speiseröhre, erhöhte Säurebildung im Magen, Stuhlunregelmäßigkeiten, erhöhte Darmmobilität, verstärkte Gasansammlung, Störung des Darmmilieus usw.
So könnte ich mich durch das gesamte Körpersystem arbeiten, um Ihnen ansatzweise wichtige Zusammenhänge zwischen der Psyche und unser Gesundheit verständlich zu machen.
Neben der direkten Wirkung auf unser körperliches Befinden, spielt in der ganzheitlichen Psychoonkologie jedoch auch der Einfluss, auf die innere Heilungsentscheidung eine maßgebliche Rolle. Dieses Thema fordert, nach meiner Sicht, einen der wichtigsten Anteile der ganzheitlichen

Krebstherapie ein. Ich möchte sogar so weit gehen, wenn dieser Therapieansatz nicht erfolgreich umgesetzt ist, hat der Patient eine wesentlich geringere Überlebenschance. Hierbei spielt es dann auch überhaupt keine Rolle, welche verschiedenen Therapieansätze ansonsten in die ganzheitliche Therapie einfließen.

15 Die innere Heilungsentscheidung

Um den Einfluss der Psyche, im Heilungsgeschehen der Krebserkrankung verständlicher zu machen, muss ich zuerst das Zusammenspiel beschreiben, denn das ganzheitliche Therapiekonzept eines Krebspatienten in Bezug auf die Psychoonkologie arbeitet:
- Ursachenbezogen
- Begleitend
- Nachsorgend

Hierbei nehmen wir einmal ein vorliegendes Trauma, als gegeben an. Ein Trauma hat nur für den außenstehenden verschiedene Qualitäten. Für den Betroffenen, sind seine eigenen traumatischen Erlebnisse, immer als vordergründig am schlimmsten erlebbaren Ereignisse erkennbar. Dies heißt jedoch nicht zwangsläufig, dass der Betroffene die Schwere seiner Last auch umfänglich nach Außen trägt und sich Hilfe einfordert, um das Erlebte zu verarbeiten. Oft dringt die Tragweite eines Traumas überhaupt nicht bis in das aktive Bewusstsein durch, sondern zeigt sich in ganz speziellen Mechanismen, auf körperlicher Ebene. Grund hierfür sind Verdrängungsmechanismen, welche eine traumatische Akutsituation für den Betroffenen erträglicher machen, und somit eine Art Überlebensstrategie der Psyche aufzeigt. Diese Überlebensstrategie ist ein natürlicher Schutzmechanismus, Erlebtes in erträgliche Anteile zu gliedern, welche man dann günstigenfalls nach und nach dosiert aufarbeiten kann, oder schlimmstenfalls auch verdrängt. Wenn wir es greifbarer machen wollen, so kann man es mit einer Art natürlicher Schmerzgrenze vergleichen, welche sich in der Funktion nicht von der körperlichen Schmerzgrenze unterscheidet. Es kann jedoch auch in absoluten Ausnahmesituationen zu einer Überschreitung dieser Schmerzgrenze kommen. Auf der körperlichen Ebene kann sich zum Beispiel eine Bewusstlosigkeit (Ohnmacht) einstellen. Auf der psychischen ebene eine > Dissoziative Amnesie<. Bei einer solchen Amnesie kann der Betroffene nicht mehr alle Erinnerungen aktivieren. Diese Störung, wird als reversible Beeinträchtigung des Gedächtnisses bezeichnet. Traumatische Erlebnisse, können so meist nicht umfänglich im Bewusstsein abgerufen werden, und werden dabei unreflektiert zu einem regelrechten psychischen Tumor.

So kann es durchaus geschehen, dass sich Betroffenen Erlebnisanteile, der direkt abrufbaren Erinnerung, auch über Jahre, als therapeutischer Ansatz anbietet, aber tiefere Bewusstseinsstrukturen weiterhin in einem Verdrängungsmodus verbleiben. Dadurch kann eine therapeutische Aufarbeitung und Auflösung nicht miteinbezogen werden. Schlimmstenfalls kommt es zu überhaupt keiner Psychotherapie, da die bewussten Trauma-Anteile vom Betroffenen in ihrer krankmachenden Qualität, nicht ausreichend reflektiert werden. Das kann man speziell, an den sogenannten Kriegskindern nachvollziehen, welche traumatische Kriegserlebnisse in der Nachkriegszeit, absolut verdrängt hatten. Erst in einer späten Lebensphase, in welcher keine kontrollierte Funktion (wie z:B. Aufbau Deutschlands, Kindererziehung, beruflicher Aufbau usw.) von Ihnen erwartet wird, da sie sich in einem fortgeschrittenen Alter befinden, werden sie nicht selten überraschend von traumatischen Erlebnissen eingeholt, welche sich oft gar nicht mehr auf alte Kriegstraumen zurückführen lassen, und somit fehlgedeutet werden. Durch weitere traumatische Erlebnisse in späten Lebensphasen, können sich jahrzehntelang verdrängte Ereignisse, zu einem traumatischen Vollbild entwickeln. Hierzu ist oft der Verlust von Selbstbestimmtheit in Pflegeheimen, körperliche und psychische Gewalt durch überforderte Angehörige oder Pflegekräfte,

ein möglicher Stimulator. Angststörungen, ein scheinbar unangepasstes Verhalten, Schlafstörungen, Aggressionen, sozialer Rückzug, sind nur einige Bilder dieser Problematik. Meist wird die Diagnose Demenz, als voreilige Diagnose gestellt. In Folge werden sedierende Mittel eingesetzt, welche letztlich sowohl auf der psychischen, wie auf der körperlichen Ebene mehr Schaden als Nutzen bringen.
Aber welchen therapeutischen Ansatz kann uns dieses Wissen, in der ganzheitlichen Entstehung von Krebs, den Einfluss auf den Therapieverlauf und vor allem den Einfluss auf die innere Heilungsentscheidung eröffnen?
Obgleich alle diese Ansätze miteinander verwoben sind, werde ich sie zum besseren Verständnis getrennt beschreiben. Im abschließenden Kapitel >Mein Therapiekonzept<, werde ich auch zum Thema Psychoonkologie die einzelnen Therapieinstrumente näher beschreiben.

Traumen und deren Einfluss auf die Krebsentstehung
Die Folgen eines Traumas sind so unterschiedlich wie die Menschen die davon betroffen sind. Dies steht natürlich auch im festen Zusammenhang der voran besprochenen psychischen Schmerzgrenze des Einzelnen, seiner individuellen Persönlichkeit, seinem sozialen Umfeld, und der allgemeinen Lebenssituation nach dem erfolgten Trauma. Auch

der intellektuelle Anteil, sollte dabei nicht unterschätzt werden. Es ergibt sich durchaus bei der Bearbeitung eines Traumas Unterschiede, welche auch vom Intellektuellen Verständnis, bezüglich der Ursache und Wirkung des Erlebten, abhängig ist. Auch die anerzogene, oder der vom Umfeld übernommenen Fähigkeit der Reflexion und der Interaktion, spielt eine wesentliche Rolle.

Ein nicht abschließend therapiertes und aufgelöstes Trauma, entspricht dem nicht abgeschlossenen Heilungsprozess des körperlichen Milieus. So wie sich bei chronischen Entzündungs- und Krankheitsgeschehen das Körpermilieu, das Gewebe und alle Gewebsstrukturen lebensfeindlich, bis hin zur absoluten Entgleisung verändern, welche sich letztlich im Vollbild der Krebserkrankung zeigen, finden wir diese lebensfeindliche Veränderung jedoch auch nach einem nicht aufgelösten Trauma, innerhalb der Psyche. Hieraus können sich direkte, sowie auch indirekte Verbindungen zur Krebserkrankung entwickeln.

Alleine die grundsätzliche Haltung zum eigenen Leben, steht im direkten Zusammenhang zum Krebsverlauf. Es ist unmöglich in einem einzigen Kapitel ein umfängliches Verständnis zu diesem Thema zu vermitteln. Was jedoch insgesamt bleibt, ist die klare und bewusste Haltung zu sich selbst. Zum eigenen Ich-Verständnis und der Notwendigkeit, Fremdanteile durch traumatische

Prägungen vom bewussten „Ich", zu trennen und einen gesunden Abstand einzunehmen. Unterdrückte Wut, Traurigkeit, Hoffnungslosigkeit, Angst usw. zu reflektieren, und den zugehörigen Situationen zuzuteilen. Belastende Fremdanteile blockieren uns in unserer Heilung. Sie versperren uns eine liebevolle, verantwortliche Sicht auf unser Leben und unsere Heilungsprozesse. Oft genügt es schon den Betroffenen unbewusste Aspekte ins Bewusstsein zu holen, richtig einzuordnen und klare Verbindungen zum krankmachenden Verhalten und Lebensmustern zu erkennen. Nicht selten übertragen wir ungelöste Muster vergangener Lebensabschnitte auf aktuelle Lebensstationen. So versucht die blockierte Psyche alte und längst vergangene traumatische Erlebnisse, in aktuellen Situationen aufzuarbeiten. Dies gelingt jedoch meist nicht, da es nicht im aktiven Bewusstsein sattfindet, sondern im Unterbewusstsein. Das aktuelle Umfeld ist schnell überfordert und enge Beziehungen werden meist sehr belastet. Der Betroffene klammert sich an eine krankmachende, selbsterfüllende Prophezeiung. Auch wenn er immer wieder einmal dazu in der Lage ist dies bewusst zu reflektieren, kommt er selten alleine aus dem Teufelskreis heraus. Wiederholt versucht man dann ähnliche Situationen, im aktuellen Leben zu schaffen. So wählt man, nach einem gewalttätigen Vater, nicht selten auch einen dominanten, oder gewalttätigen

Partner. Dies ist nur ein Beispiel von unzähligen Varianten. Gemeinsam mit dem Therapeuten schält der Patient krankmachende Muster Schicht für Schicht behutsam ab und legt letztlich sein ureigenes „ICH" frei. Im Vordergrund steht dabei nicht die Frage, was ist mir geschehen, wer hat mir etwas angetan, sondern wer bin ich, was ist mein persönlicher Lebensweg. Während sich die Psychologie bei der Auflösung alter Traumen, meist auf das Trauma intensiv einarbeitet, geht die Psychoonkologie den sanften Heilungsweg, indem man sich auf die Suche nach dem eigenen Anteil macht, diesen Anteil stärkt und eine bewusste Neuausrichtung gestaltet. Diese Neuausrichtung umfasst nicht ausschließlich den psychischen Anteil, sondern auch den gesamten Therapieweg. Dies ist auch notwendig, denn die ganzheitliche Krebstherapie erfordert ein hohes Maß an Selbstdisziplin. Diese notwendige Selbstdisziplin erfordert eine gesunde Eigenliebe.

Diese Eigenliebe kann jedoch nur durch eine grundsätzliche Umkehr alter Verhaltensmuster geschehen. Als Beispiel habe ich Ihnen einen kurzen Einblick in meinen eigenen Heilungsweg, in dieses Buch eingebaut. Dieser Einblick soll Sie zumindest in Anteilen auf die Grundproblematik einstimmen. Eventuell werden Sie sich sogar selbst in meinem Weg zur Erkrankung wieder finden. Wichtig ist jedoch, dass Sie nicht meinen Heilungsweg, eins zu eins, als Ihren übernehmen, denn so individuell Sie sich in Ihrem Krankheitsweg von jedem anderen Krebspatienten unterscheiden, unterscheidet sich auch Ihr Heilungsweg. Parallelen wird es unter Krebspatienten immer geben, und dennoch bleiben gravierende Unterschiede in den unzähligen Zwischenräumen der Seele bestehen.

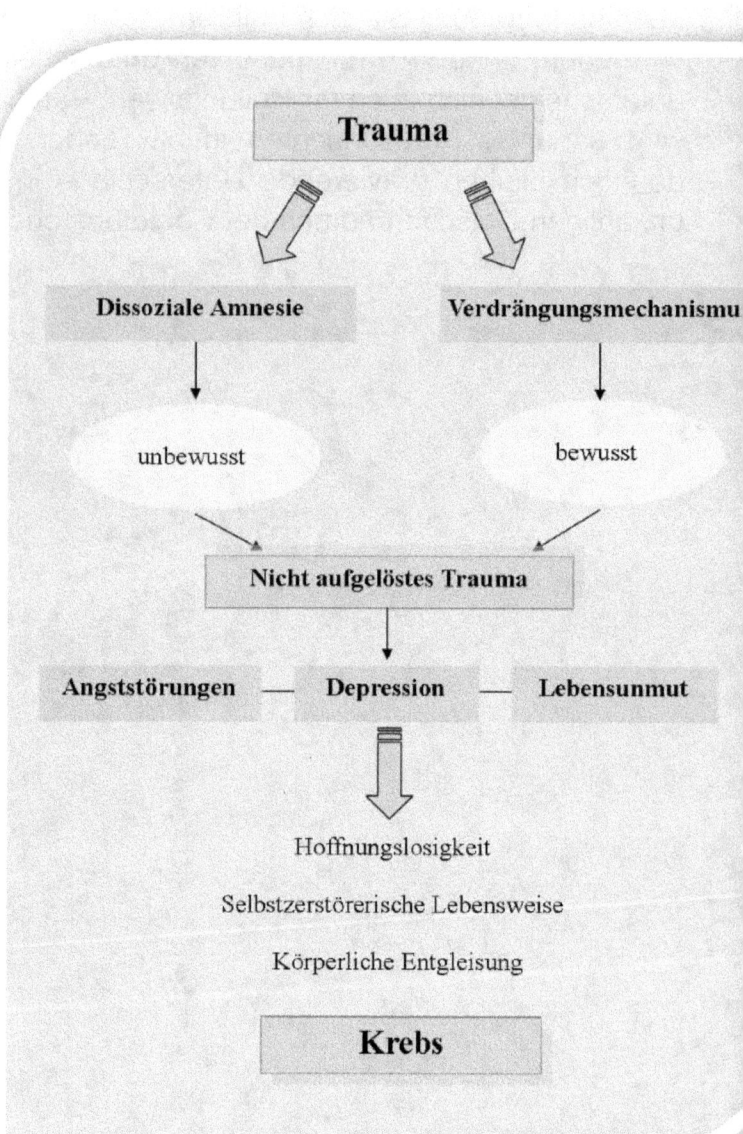

16 Traumen und deren Einfluss auf den Therapieerfolg

Immer wieder stellen Patienten die Frage aller Fragen:

> Wird mir die ganzheitliche Krebstherapie helfen? <

Es dauerte eine ganze Zeit, um hierauf eine Antwort zu finden, welche auf jeden Patienten passt, denn jeder Patient kam mit seiner ganz persönlichen Krebsbiographie zu mir. Diese persönliche Krebsbiographie setzte sich aus unterschiedlichen Ursachenschwerpunkten zusammen: aus der eigenen Patienten-Mentalität, aus einem individuellen sozialen Umfeld, intellektueller Fähigkeiten und Möglichkeiten.

Das Einzige das allen gleichwohl zur Verfügung steht, ist die grundsätzliche Fähigkeit eine innere Heilungsentscheidung zu treffen. Die Aufgabe des Therapeuten liegt darin, gemeinsam den wirklichen Ursachen auf den Grund zu gehen, machbare Therapielösungen zu erarbeiten, dieses Wissen dem Patienten so zu präsentieren, dass er es verstehen und somit auch annehmen oder ablehnen kann. Damit hat man die therapeutischen Möglichkeiten ausgeschöpft, und somit auch die therapeutischen Grenzen erreicht. Ob nun das Therapiekonzept letztlich zur Krebsheilung führt oder nicht, hängt grundsätzlich von dem Erkennen der Auslöser und dem bewussten Ausschalten der auslösenden Faktoren, aber auch der damit erfolgten „inneren Heilungsentscheidung" ab. Was viele Patienten zuerst einmal wieder lernen müssen, ist, dass sie die Verantwortung über ihre Gesundheit nicht mehr gedankenlos und unmündig an der Praxistür abgeben dürfen. Sie müssen lernen, dass nur sie selbst die letztliche Entscheidung darüber treffen werden, wie diszipliniert ihre Krebstherapie und eine nicht selten umfangreiche Lebensveränderung umgesetzt werden muss. Auch wenn mir bewusst ist, dass noch bei weitem nicht alle Krebsauslösenden Faktoren identifiziert wurden, so haben wir durch das momentan vorliegende Wissen, dennoch eine enorme Heilungschance. Dies wird durch die Heilungserfolge unserer ganzheitlichen Krebstherapeuten, weltweit immer wieder unter Beweis gestellt. Der nicht selten vom Patienten eingeforderte >Garantieschein< einer Krebsheilung, entspricht nicht den grundsätzlichen Voraussetzungen, einer inneren Entscheidung, sondern dem Versuch die Verantwortung über Leben und Tod auf den Therapeuten zu übertragen. Aber genau diese Haltung, einer nicht gelebten Eigenverantwortlichkeit, hat doch letztlich den Weg zu eine Jahrzehnt langem Massensterben ermöglicht. Einer Heilung, gleich welcher Erkrankung, geht immer die Einsicht voraus, dass wir wesentlich mehr Möglichkeiten zur Verfügung haben, als ein unmündiger Patient zu sein und unserem scheinbar unausweichlichen Schicksal zu harren.

In der Regel ist es so, dass sich der Patient während einer ganzheitlichen Krebstherapie, von Anfang an auf dem Heilungsweg befindet. Dennoch kommt es auch hier, zu sogenannten >Heilungskrisen<. Diese können zum Beispiel alleine daraus resultieren, dass bei einer vorangesetzten Entgiftungs-Therapie, eingelagerte Zellgifte gelöst werden, und nicht schonend ausgeleitet wurden. Bis die toxischen Altlasten ausgeleitet sind, kann eine Weile vergehen. Wir müssen bedenken, dass einer Krebserkrankung eine jahrelange Schädigung der Entgiftungsorgane vorausgegangen ist. Dies zeigt sich alleine in der Tatsache, dass toxische Stoffe offensichtlich nicht mehr verstoffwechselt wurden, sondern in die Zellen eigelagert, und somit zum Giftdepot geworden sind. Um einer Heilungskrise entgegen zu arbeiten, müssen von Anfang an, eine sinnvolle Kombination von Ernährungsumstellung (Vermeidung weiterer toxischer Stoffe) , lösen bestehender gebundener Toxine, binden gelöster und frei schwimmender toxischer Stoffe an natürliche Träger, und so das Ausleiten auf schonendster Weise, geplant werden. Gleichzeitig müssen jedoch auch die Entgiftungsorgane saniert werden.

Heilungskrisen zeigen sich jedoch nicht ausschließlich in körperlichen Strukturen, sondern auch in der psychischen Befindlichkeit. Genau hier finden wir in der Möglichkeit der Psychoonkologie, auch den Therapiebegleitenden Ansatz, mittels verschiedenster Instrumente.

Ein Krebspatient durchläuft während seiner Krebstherapie, mehr oder weniger ausgeprägt, immer die gleichen Phasen.

Infobox:
Die psychischen Phasen, während der Krebstherapie, können von Patient zu Patient unterschiedlich stark ausgeprägt sein. Manche Phasen laufen eher latent ab, andere Phasen dafür mehrmals und klar spürbar. Je nachdem wie lange und wie intensiv sich der Patient in den einzelnen Phasen befindet, entwickelt sich auch der Heilungsweg immer wieder, wie ein lebendiger Prozess, nach oben und auch nach unten.
- Schockzustand
- Panik
- Hilflosigkeit
- Traurigkeit

- Angst
- Wut
- Reflexion des bisherigen Lebens
- Hoffnung
- Veränderung
- Heilungswille

Der Schockzustand nach der Diagnosestellung

Auch wenn diese Tatsache meist untergeht, die Diagnose Krebs, ist immer ein Schock. Dabei ist es unerheblich, ob bei dem Patient gezielt nach einer Krebserkrankung geforscht wurde, es ein Zufallsbefund ist, oder ob er durch familiäre Häufung ohnehin immer mit diesem Gedanken leben musste, auch irgendwann an Krebs zu erkranken. Die Intensivität eines solchen Schocks, kann natürlich ganz feine Nuancen aufzeigen. Hierbei spielen jedoch auch weitere Gegebenheiten eine immense Rolle. Es ist keineswegs unerheblich, auf welche Art und Weise ein Therapeut die gesicherte Diagnose an den Patienten heranträgt. Aus eigener Erfahrung weiß ich jedoch auch, dass es kein optimales Vorgehen gibt, welche einen Schockverlauf grundsätzlich positiv beeinflussen könnte. Jeder Patient entwickelt nach der Diagnosestellung direkt oder indirekt, eine gewisse psychische Autonomie, welche für einen Therapeuten nicht unbedingt voraussehbar ist. Was ich persönlich jedoch als absolut sträflich erachte ist die Tatsache, dass in der Mehrzahl der Fälle den Betroffenen keine ausreichende Zeit zur Verfügung gestellt wird, den ersten Schock zu verarbeiten, um dann klar reflektierte Entscheidungen, hinsichtlich der Therapiewahl, zu treffen. Auch eine neutrale Informationsquelle der verschiedensten Therapieansätze, wird dem Patienten meist vorenthalten, und der klare Hinweis wohin die therapeutische Reise geht, so erst gar nicht in Frage gestellt. Alleine die vorherrschende subtile Dringlichkeit, welche auf einen Therapiebeginn einwirkt, bewirkt Stress und signalisiert die tödliche Brisanz, in welcher sich der Betroffene gerade befindet. Da eine Krebserkrankung niemals über Nacht entsteht, sollte es doch möglich sein, dem Patienten eine angemessene Bedenkzeit einzuräumen. Diese Bedenkzeit sollte jedoch nicht nur vom Therapeuten ausgehend bereitgestellt werden, sondern auch, aus dem nahen sozialen Umfeld des Betroffenen. Auch wenn die Motivation des Therapeuten sich mit Sicherheit, um einige Anteile von der des sozialen Umfeldes unterscheidet, bleibt dennoch der Druck gleichwohl bestehen, und verstärkt sich. In einer solchen Situation ist es fast unmöglich die eigene, innere Therapieentscheidung zu treffen und diese dann auch vor der gegenteiligen Meinung Außenstehender, zu vertreten.

Infobox:
Alleine der Betroffene, kann und darf eine Therapieentscheidung treffen, denn auch nur der Betroffene, muss mit der letztlichen Konsequenz leben. Oft sind sich nahe Verwandte und Freunde nicht darüber bewusst, wie hoch die Verantwortung ist, welche sie übernehmen, sobald sie den Betroffenen zu einer Therapie, gleich welcher Art, ermutigen oder gar drängen. Was Sie jederzeit tun können und auch sollten, ist die Entscheidung des Krebserkrankten zu akzeptieren und ihn auf seinem Weg zu begleiten, ohne ihn und seine Entscheidungen in Frage zu stellen. Dies ist nicht immer ein einfacher Weg, besonders dann, wenn man eine gegenteilige Therapieentscheidung gewählt hätte, oder wenn man einen ungünstigen Heilungsverlauf erkennt. Je näher man dem Betroffenen steht, umso mehr möchte man helfen, aber hier ist tatsächlich die größte Hilfe und Unterstützung das Zutrauen, in die klaren Lebensentscheidungen des Krebspatienten und diese nicht in Frage zu stellen. Selbstverständlich bedeutet dies nicht, alles zu ignorieren, was der Betroffene auf seinem Heilungsweg austestet, aber maximal gemeinsam mit ihm Therapieansätze zu reflektieren. Auch gerne erst einmal zu hinterfragen, aber dennoch neutral an die Themen heranzutreten, und sich notfalls Informationen aus verschiedenen Lagern einzuholen, um

Entwicklungen während der Therapie zu verstehen und richtig einstufen zu können.

Im ersten Schock, welcher durchaus auch ein paar Monate andauern kann, besteht die Gefahr falsche Entscheidungen oder voreilige Entscheidungen, mit einer gravierenden Tragweite zu treffen. Hier ist sehr viel Geduld und Fingerspitzengefühl gefragt, um notwendige Entscheidung von Panikentscheidungen zu trennen. Für den Betroffenen selbst, sowie für das soziale Umfeld, ist dies jedoch kaum zu bewältigen. Aus diesem Grund ist bereits jetzt, in der Anfangsphase der Diagnosestellung, eine Psychoonkologische Begleitung sinnvoll. Mit dem notwendigen Sicherheitsabstand kann der Therapeut gemeinsam geplante Lebensentscheidungen, mit dem Patienten besprechen und auch eventuell inhaltlich in ihrer Konsequenz vertiefen. Nicht alle Änderungen sind wirklich umgehend notwendig, und nicht alle Entscheidungen würden den Therapieverlauf positiv oder negativ beeinflussen. Der Therapeut wird nicht gleich in eine eventuelle Ursachenforschung eintauchen, um die Therapie einzuleiten, sondern zuerst den Schockzustand dahingehen ableiten, dass der Betroffene wieder bewusste und mündige Entscheidungen treffen kann. Hierzu muss der Betroffenen zuerst wieder lernen Abstand zu einer drängenden Entscheidungsfrist einzunehmen und sich das Recht auf Informationen einfordert.

Die Panik
Der Übergang zwischen dem Schock und der Panik ist fließend. Die Ausprägung einer Panik hängt eng mit der Patientenpersönlichkeit, der psychischen Stabilität und dem sozialen Umfeld zusammen. Jedoch auch vorangegangene Verluste, eines nahen Verwandten, beeinflussen den Betroffenen enorm. Besonders, wenn man als Betroffener den Krankheitsweg und eventuell den Tod eines Anderen begleitet hat, sind Panikattacken sehr wahrscheinlich. Umso wichtiger ist es für ein stabiles und möglichst stressfreies Umfeld zu sorgen. Panikattacken kommen meist ohne Vorwarnung und nicht selten sind Betroffene dann alleine, und müssen erst die überwältigenden Gefühle als kurzzeitige Phasen der psychischen Heilungskrise begreifen lernen. Hier gibt es verschiedene Techniken solche Attacken abzufangen und zeitnah wieder in eine innere Ruhe zu finden. Ein bewährtes Instrument wäre zum Beispiel das Erlernen von >Klopftechniken<, oder der sogenannten Klopftherapie.
Panik wird innerhalb der Krebserkrankung, und weit darüber hinaus, immer wieder auftauchen. Innerhalb der Krebstherapie entstehen solche Panikattacken meist in Verbindungen mit bestimmten Ereignissen, oder schmerzhaften Erinnerungen, welche nicht bearbeitet und verdrängt wurden. Kommt der Krebspatient nun

durch eine solch dramatische Diagnose unter starken emotionalen Stress, können bis dahin verdrängte Ängste und Erfahrungen ohne Vorwarnung wieder auftauchen, und belasten dann die Situation zusätzlich.
Gemeinsam mit einem erfahrenen Therapeuten werden dann alte Themen von den aktuellen Themen getrennt. Parallelen können und dürfen dabei durchaus gesehen und angenommen werden, solange man diese Parallelen nicht als Dogma, sondern als entscheidungsrelevante Hilfe einstuft. Hierzu ein gutes Beispiel aus meinen eigenen Erfahrungen:

17 Mein persönlicher Heilungsweg

Die Diagnose Krebs ist unglaublich angsteinflößend, denn während man meist persönlich niemanden kennt, der diese Erkrankung überstanden hat, hat fast jeder im Verwandten und Bekanntenkreis, einen Menschen an dieser Erkrankung sterben sehen.
Durch Presse und andere Medien, werden wir fast täglich mit dem Thema Krebs konfrontiert. Die negativ ausgerichtete Informationsflut, hat in uns ein ganz stabiles Bild der Hoffnungslosigkeit geprägt. Auch mir erging es da nicht anders, denn Krebs spielt in meiner Familie eine schon dramatische Rolle. Im Folgenden möchte ich Ihnen, zumindest in Abschnitten, von meinem eigenen

Heilungsweg erzählen. Dies erachte ich deshalb so wichtig, weil ich, insbesondere über meine Bücher, stellenweise sehr unschöne Reaktionen erfahren musste. Die Intension derer, welche mich und meine Arbeit in Frage stellen, mag sehr unterschiedlicher Natur sein, aber es zeigt mir, wie gewaltig dieses Thema ist. Umso wichtiger ist es mir Krebs nicht nur aus der Sicht des Therapeuten darzustellen, sondern auch aus der Position des Betroffenen.

Einer meiner Leser (Schulmediziner), der selbst von Krebs betroffen war und über mein erstes Krebsbuch zu mir gefunden hatte, besuchte mich im Juni 2015 in meiner damaligen Praxis in Bonn. Er war extra von Antalya angereist und ich war gespannt was er mir zu berichten hatte. Das erste Geschenk war eine Tüte mit Pistazien, das zweite Geschenk war eine Geschichte die mir erklären sollte, warum er diesen weiten Weg auf sich genommen hatte, nur um mir persönlich mitzuteilen, wie es aktuell um ihn stand.

Seine kleine Geschichte ging in etwa so:
Ein Mann bestieg einmal einen hohen Turm, um die Aussicht zu genießen. Als er sich jedoch zu weit nach vorne über die Brüstung lehnte, stürzte er ab. Am Boden angekommen hatte er zwar überlebt, aber große Schmerzen. Von allen Seiten strömten Leute herbei und besahen sich den Mann. Alle

waren freundlich und meinten, es ist ja weiter nichts passiert. Da wurde der Man wütend und rief: „Bringt mir einen Menschen, der auch von diesem Turm gestürzt ist und es überlebt hat, denn nur er kann mich heilen".

Was er mir damit sagen wollte war, wer einen Weg gefunden hat, sich selbst von Krebs zu heilen und dieses Wissen weiter gibt, weiß mehr zu geben als die Menschen, welche nur eine Teilansicht auf diese Erkrankung haben
Sein drittes Geschenk war, dass er Krebsfrei zu mir gekommen war.

Einige Monate bevor ich meine eigene Krebsdiagnose erhielt, musste ich mitansehen wie mein Schwager, in kürzester Zeit an den Folgen seiner Lungenkrebserkrankung, oder besser, an den Folgen der Chemotherapie verstarb. Bis zur Chemotherapie, hatte er keinen Pflegedienst benötigt. Er hatte eigentlich keine wirklichen Beschwerden und war bis dahin immer sehr aktiv. Er versorgte sein Gelände um das Haus und war auch sonst immer sportlich unterwegs. So lange ich ihn kannte, war er Raucher. Früher Pfeife und dann später Zigaretten. Ich schätze es waren gut zwei Packungen die er täglich aufbrauchte. Irgendwann stellte sich nachts ein lästiger Reizhusten ein, welcher immer wieder die Schlafphasen durchbrach. Er ging zu seinem Hausarzt und dieser führte es auf das Rauchen zurück. Als das Hüsteln für meinen Schwager jedoch immer lästiger wurde, bestand er auf eine gründliche Untersuchung, bei welcher man dann Lungenkrebs feststellte. Von da an ging alles rasend schnell. In der Zeit nach der Diagnose war ich jeden Tag vor Ort. Als mein Schwager die ersten Chemotherapie-Einheiten hinter sich gebracht hatte, wurde er nach Hause geschickt. Ich war entsetzt, denn er ging auf seinen eigenen Füßen ins Krankenhaus und wurde liegend, als Pflegefall, und zum Sterben nach Hause gebracht.

Dazwischen lagen wenige Wochen. Nicht einmal zum Toilettengang, konnte er das Bett mehr verlassen und ein Pflegedienst kam alsbald ins Haus. Er wusste, dass er gehen würde und seine einzige Sorge galt seiner Frau, die er zurück zu lassen musste. An ein Überleben hatte er in diesem Zustand nicht mehr geglaubt, wie auch, er fühlte sich nun sterbenskrank und er hatte Recht, denn kurz darauf starb er dann auch.
In der Zeit, als mein Schwager noch lebte und wegen der Chemotherapie in der Klinik lag, trat mein Onkel verstärkt auf und besuchte ihn dort so oft er konnte. Auch er hatte bis zu diesem Tag keine Beschwerden, doch kaum war mein Schwager verstorben, stellte man auch bei ihm Lungenkrebs fest. Auch er wählte die orthodoxe

Krebstherapie, welche er kaum drei Monate überlebte.

Mein Cousin starb 2014 mit 53 Jahren ebenso an Lungenkrebs. Innerhalb von drei Wochen nach Therapiebeginn, hatte er den Kampf gegen den Krebs verloren.

Sein Bruder, mein ältester Cousin, hat auch Lungenkrebs. Mit dem Unterschied, er hat die Diagnose Krebs schon lange vor seinem bereits verstorbenen Bruder erhalten. Er hat keine Therapie mittels Chemotherapie in Anspruch genommen, und obgleich er im Wesentlichen nicht viel für seine Gesundheit tat, lebte er bis 2019. Nur so viel zu meiner familiären Krebsbelastung.

Im April 2008 wachte ich nachts mit höllischen Schmerzen in der rechten Schulter auf. Ich wusste woher er kam, denn ich hatte wieder einmal eine Schleimbeutelentzündung. Wir hatten gerade ein Haus gebaut, und ich hatte mich beim Einebnen im Garten, hoffnungslos überfordert. Da ich als Einzige einen Führerschein hatte und meine Familie noch ahnungslos am Schlafen war, stieg ich ins Auto und fuhr die paar Meter alleine zum Krankenhaus. In der Notaufnahme wartete ich nun einige Zeit auf den Notarzt. Alles was ich wollte, war eine Schmerzspritze und einen Verband, um den Arm ruhig zu stellen. Da eine solche Notversorgung wenig lukrativ ist, bestand man auf eine Röntgenaufnahme. Unter Schmerzen willigte ich ein, um endlich mein Schmerzmittel zu bekommen. Während ich auf den Arzt wartete, brachte die Schwester die Röntgenaufnahmen herein und heftete sie an die Lichtwand. Ein Blick von mir genügte und ich konnte sehr deutlich erkennen, was sich da in meinem rechten Oberarmknochen abzeichnete. Der Arzt kam herein, schaute kurz auf das Ergebnis und meinte, ich hätte wohl recht gehabt mit meinem Verdacht, und es handele sich wohl um eine Schleimbeutelentzündung. Trotz der Schmerzen atmete ich schon auf, denn offensichtlich hatte ich etwas Falsches in die Röntgenbilder hinein interpretiert. Dann drehte sich der Arzt um, stellte meinen Arm ruhig und überreichte mir ein Rezept, sowie eine Überweisung zur Weiterbehandlung. Ganz nebenbei fragte er mich, ob ich von dem deutlich sichtbaren Knochentumor wüsste, welcher bereits den gesamten Raum im Oberarmknochen eingenommen hatte. Ich weiß bis heute nicht sicher zu definieren, ob mich diese kaltschnäuzige Art schockierte, oder die Aussage selbst. Ich dachte nur in diesem Moment: du Vollidiot, nahm die Unterlagen schweigend entgegen und verließ das Krankenhaus. In meinem Auto angekommen, öffnete ich das Fenster. Die Sonne ging langsam auf und die ersten Vögel schlugen an. Ein Morgen wie jeder andere Morgen. Ich wollte weinen, aber ich bemerkte, dass die Wut, die sich gerade Raum in mir verschaffte, es nicht zuließ. Ich dachte in diesem Augenblick nur daran, was man mir in den letzten Jahrzehnten alles angetan hatte. Ich dachte daran wie oft ich über Selbstmord nachdachte, nachdem sich schon eine meiner zwei Schwestern das Leben genommen hatte. Ich dachte an mein jüngstes Kind, das mit vier Jahren an einer schweren Atemwegserkrankungen litt und mehrmals am Tag an das Inhaliergerät musste. Ich dachte an meine beiden anderen Kinder, die noch so unfertig waren. An das neu gebaute Haus, welches eher einem Rohbau glich, als an ein bewohnbares Zuhause. Ich dachte auch an meinen Mann, der nach langer Arbeitslosigkeit endlich wieder eine Arbeit hatte, während ich, im Außendienst den Spagat zwischen Familie und Geldverdienen versuchte. Ich dachte darüber nach, dass er schon seit Monaten eine Freundin hatte, und er davon ausging, ich wüsste nichts davon. Ich dachte an die Gewalt in der ersten Ehe und die Tatsache, dass ich immer nur alles heruntergeschluckt hatte, um zu funktionieren. Ich dachte auch an meine Mutter die ich jeden Tag zu mir nach Hause holte, weil sie nach dem Selbstmord meiner Schwester nicht mehr alleine bleiben konnte. Nun saß ich da und blickte auf einen Riesen Berg schmerzhafter Erinnerungen zurück, auf eine unerträgliche Gegenwart und eine Zukunft, die alles andere als positiv aussah. Weinen konnte ich nicht, aber ich war unendlich wütend. Ich war so wütend, dass ich, nachdem man mir eine solche Diagnose vor die Füße geworfen hatte, zum ersten Mal den ehrlichen Gedanken hatte, jetzt erst recht! Ich wollte nicht von dieser Welt gehen, ohne wenigsten einmal glücklich gewesen zu sein. In einer Sache war ich mir jedoch schon in diesem Augenblick ganz sicher, ich würde keine Chemotherapie machen! Somit hatte ich eigentlich gleich zwei innere Entscheidungen getroffen, ich wollte Leben und ich würde keine Chemotherapie machen.

Nun geschah etwas, was ich erst heute zu schätzen weiß, da es sich mit dem Abstand einiger Jahre anders anfühlt, als zu dieser Zeit. Damals schien es überhaupt Niemanden wirklich zu interessieren, was in meinem Leben gerade passierte. Mein damaliger Ehemann befürchtete mich pflegen zu müssen, meine Mutter blockierte total und tat so als hätte es diese Diagnose überhaupt nicht gegeben, und meine Freunde schienen wie vom Erdboden verschwunden zu sein. Nur mein ältester Sohn, begleitete mich bei meinem ersten Termin, zur weiteren Befunderhebung. Zum folgenden Termin und deren Auswertung, hatte ich ihn schon nicht mehr eingebunden, um ihm das Ergebnis zu ersparen. Mir war natürlich bewusst, dass man nur einen einzigen Knochentumor gesichtet hatte, weil auch nur ein Arm geröntgt wurde. Das Ergebnis reduzierte sich also auf diese einzige Teilansicht meines Körpers. Medizinisch hatte ich bis dahin ausreichende Kenntnisse, um mir den weiteren Sichtbefund des gesamten Körpers ausmalen zu können. Da mir aus dem direkten persönlichen Umfeld jegliche Unterstützung fehlte, setzte ich mich an mein WKW – Konto (wer kennt wen/ soziales Netzwerk), welches zu dieser Zeit noch aktiv war. Und auch wenn man so viel Negatives aus den sozialen Netzwerken hört, so fand ich dort den einzigen Halt, den ich gerade so notwendig brauchte. Es waren keine Ratschläge, was ich tun oder besser nicht tun sollte, sondern es waren Gedichte die man mir schickte, liebe Worte und Zuversicht.

Am Tag meiner allgemeinen Auswertung schickten mir alle diese, mir fremden Menschen schon am frühen Morgen und teils nachts liebevolle Wünsche. Als ich jedoch vor der Praxistür stand war ich dennoch alleine und hielt kurz inne. Wie würde es nach diesem Termin für mich weiter gehen. Es war niemand da, der meine Gedanken mit seinen eigenen Gedanken nährte oder verfälschte. Es war still um mich herum und so konnte ich auch nur meine eigenen Gedanken, Gefühle und Entscheidungen, ungefiltert wahrnehmen.

Diese paar Minuten waren es nach heutiger Sicht, die über mein Leben entschieden hatten. Ich fasste den festen Entschluss, dass es einerlei war, was mir gleich der Arzt sagt oder auch nicht. Ich würde mein Leben von Grund auf ändern, denn vieles In meinem Leben hatte mich heute hierher gebracht. Als ich das Sprechzimmer betrat blickte ich dem Arzt fest in die Augen und bat ihn sich kurz zu fassen, da ich noch wichtige Termine hätte. Verwundert blickt er mich an und fragte, was es denn im Augenblick für mich und meine Zukunft wichtigeres geben könnte, als diesen Termin. Ich antwortete, dass ich gerade dabei bin mein Leben neu zu planen. Ich werde heute einen Termin bei meinem Anwalt ansteuern, um meine Scheidung einzureichen und ich werde zur Bank gehen um mir dieses erdrückende Haus vom Hals zu schaffen. Der Arzt stand auf, setzte sich neben mich und fragte, ob ich denn überhaupt eine Therapie anstrebe. Ich erwiderte mit der Gegenfrage, ob er in meiner Lage eine Therapie machen würde. Der Arzt stand auf, streckte mir seine Hand zum Abschied entgegen und wünschte mir alles Gute auf meinem neuen Weg. Ich muss gestehen, ich habe nach diesem Termin nie wieder ein Krankenhaus, oder einen Arzt in dieser Sache konsultiert. Was ich aber gemacht habe war, mich von allem Ballast zu befreien, der mir bis dahin jegliche Lebensqualität genommen hatte.

Bevor ich fortfahre ist es mir wichtig zu vertiefen, dass dies mein ganz persönlicher Heilungsweg war, welcher sich mit meiner ganz persönlichen Problematik beschäftigte. Keinen einzigen meiner Patienten, hatte ich auf den gleichen Weg geschickt. Jeder Patient hat, ebenso wie ich damals, seine eigene Problematik, welche einer individuellen Therapie bedurfte. Außerdem fehlte mir das heutige Fachwissen, welches mir einen tiefen Allgemeinblick hätte verschaffen können. Dennoch werde ich Ihnen noch einen kurzen Abriss meiner weiteren Schritte erzählen. Dies muss ich tun, damit Sie als Patient verstehen, dass eine Erkrankung, welche über viele Jahre und Jahrzehnte in Ihrem Körpersystem Raum eingenommen hat, auch nicht über Nacht einfach so verschwinden wird.

Einem Zufall hatte ich es zu verdanken, dass mich mein Heilungsweg nicht nur über innere, sondern auch äußere Barrieren hinweg geführt hat. In meiner Not und Einsamkeit, hatte ich im sozialen Netzwerk eine Gruppe „Poesie und Lyrik" gegründet. Gerade jetzt, wo sich mein Leben von mir verabschieden wollte, kamen alte Ziele wieder aus der Versenkung empor.
In dieser Poesie und Lyrik Gruppe, lud ich alle Hobbyschreiber herzlich dazu ein, ihre Gedanken, Gedichte und Geschichten zu veröffentlichen. Ich grub zuerst meine alten Gedichte aus und begann dann auch immer öfter neue Texte zu schreiben, um diese, im intimen Kreis der Gruppe, zu veröffentlichen. Eines Tages erhielt ich eine neue Mitgliedsanfrage. > Ich bin die Hauptperson in einem unvollendeten Jugendromans und würde gerne der Gruppe beitreten<.

Dieser Begegnung verdanke ich es, dass ich jeden Tag mehrere Gedichte schreiben konnte. Mit jedem Gedicht das wir austauschten, ging ich einen Schritt weiter ins Leben zurück. Meine Traurigkeit, meine Ängste und Sorgen und sogar all die tiefen Verletzungen, konnte ich in die Gedichte verpacken und wie Päckchen mit der Entertaste absenden. So fand ich, über das mir heute vertraute Instrument des therapeutischen Schreibens, die notwendige Kraft mutige Entscheidungen zu treffen. Mein Haus musste ich mit großen Verlusten versteigern und die Insolvenz war mir somit sicher. So packte ich alles was in den billigsten Sprinter passte und stellte mein restliches Hab und Gut vor die Tür. Dabei war mir meine Tochter eine der größten Hilfe. Alles was ich auf meine Reise ins Unbekannte mitnahm, waren meine Heilpraktiker Bücher, meine Küche, mein Kind und das Kinderzimmer. In einer Entfernung von 230km, wollte ich in einer WG zuerst einmal Abstand von meinem alten Leben nehmen. In dieser Zeit stand nicht die Heilung, sondern das Durchhalten im Vordergrund. Ich nahm mir ein Leben in kleinen Etappen vor, denn eine Heilung konnte ich mir in dieser Zeit noch gar nicht vorstellen. Ein älterer Herr hatte einmal zu mir gesagt, die Zeit kann dein bester Freund, oder dein größter Feind sein, je nachdem wie du deine Zeit nutzt. Zeit hatte ich plötzlich mehr als mir Recht war. Es gab viele Momente der Einsamkeit, der Angst, der

Traurigkeit, und nicht selten der Hoffnungslosigkeit. In den ersten beiden Monaten, hatte ich kein Telefon und nicht einmal einen Fernseher, nur Stille. Aber es eröffnete sich mir auch die Möglichkeit, mit meiner Vergangenheit aufzuräumen.

Auch hier darf man nicht davon ausgehen, dass man innerhalb einer absehbaren Zeit, alle Dämonen seiner Vergangenheit besiegt. Noch heute bin ich im stetigen Aufarbeiten begriffen. Erlebnisse, welche über Jahrzehnte zurück liegen, kann man nicht in Wochen oder Monaten sanieren. Nun saß ich da, mit einem vier Jahre alten, kranken Kind und selbst dem Sterben näher, als dem Leben. Heute begreife ich, was ich dadurch jedoch auch in Gang gesetzt hatte. Ich hatte mir jede Chance genommen zu Sterben. Ich musste mich auf viele neue Gegebenheiten einstellen. Mein Leben neu planen und durch das Wegfallen jeglicher familiärer Unterstützung, neue Überlebensstrategien erarbeiten. Nachdem ich meine finanzielle Situation geklärt hatte, war mein nächster Weg alte Ziele endlich wieder aufzugreifen. Viele Jahre, hatte ich Schulen und Kurse zur Hailpraktikerausbildung besucht, aber durch sich immer neu ergebende Lebensumstände, konnte ich nie den endgültigen Schritt zur Prüfung machen. Während ich zeitlich gesehen auch durchaus zwei Medizinstudien hätte nachweisen können, war mir die praktische Zulassung durch den Amtsarzt immer als unerreichbares Ziel erschienen. Nun endlich, wo ich mir jeglichen Fremdballast von den Schultern genommen hatte, klärte sich der Blick auf das Wesentliche. Ich suchte mir einen Lernpartner und bereitete mich systematisch auf meine Prüfung vor, welche ich dann auch direkt bestand. Während dieser ganzen Zeit, wurde mein Kind vollends gesund und ich spürte, dass mein Sohn mit mir gemeinsam, auf einem ganz besonderen Heilungsweg unterwegs war.

Wenn Sie nun glauben, dass sich damit auch mein Problem gelöst hätte, muss ich Sie leider enttäuschen, denn während in meinem Kopf alles auf dem richtigen Weg war, bekam ich die Spuren meines Lebens, nun nach und nach zu spüren. In den letzten Jahrzehnten war ich mit meinem Körper mehr als achtlos umgegangen. Sexuelle Gewalt, finanzielle Abstürze, hatten in mir eine dauerhaften Depression gefestigt. Meine Energiereserven hatte ich bis dahin immer in meine Kinder, meine Partner und meine Mutter investiert. Für mich fehlte jeglicher Antrieb an Selbstverantwortung. Mein Körper war total vergiftet, Schmerzen legten mich stellenweise Wochenlang lahm, und am Ende konnte ich nicht einmal mehr laufen. Erst als gar nichts mehr ging und ich spürte, dass sich in jedem meiner Knochen und Organe etwas Totbringendes ausbreitete, wurde mir Bewusst, es ist kurz vor zwölf. Unmittelbar nach der Diagnose war es relativ einfach das Geschehen in mir zu verdrängen, denn die Beschwerden waren zu diesem Zeitpunkt noch nicht so vordergründig, doch nach und nach zeigten sich multiple Beschwerden. Man darf nicht erwarten, dass die seelischen Anteile, die einen großen Teil der Krebsentwicklung mitbestimmen, die körperlichen Missstände beim Lösen der Traumen, einfach verschwinden lassen. So machte ich mich auf die Suche, nach Ursachen. Zuerst ging ich schulmedizinisch vor und wählte ein Erkrankungsbild nach dem anderen aus. Dann eröffnete ich meine Praxis und lernte, dass jeder Patient der zu mir kam, ein Geschenk für mich in seinem Gepäck hatte. Endlich erkannte ich, dass ich mich ausschließlich über die Erkrankung meiner eigenen Patienten heilte, da ich es immer noch nicht gelernt hatte, mich so Wert zu schätzen und achtsam mit meinem Leben umzugehen. Erst als ich das begriffen hatte, verschwanden die Schmerzen immer mehr, und letztlich konnte ich endlich wieder schmerzfrei weite Strecken gehen. Mit jedem Schritt den ich bewusst in der Natur machte, wuchs auch die Lebensqualität. Irgendwann reifte der Gedanke in mir, dass es überall auf der Welt Menschen gibt, die Ähnliches durchleben müssen, aber vielleicht nicht den Bezug zur natürlichen und ganzheitlichen Heilung, als Wegbegleiter und Berater an ihrer Seite haben. Hierdurch wurde die Grundidee geboren, dass ich zwar nicht jeden therapieren, aber ich jedem meine Erfahrungen bereitstellen kann.

Über die Recherche für meine Ratgeber, setzte ich mich immer intensiver mit der Biochemie des Körpers auseinander. Mit toxischen Zusätzen in unserem Lebensumfeld, mit Nahrungsmittelgiften und Ernährungslügen. Krebs stand dabei immer besonders in meinem Fokus, denn diese Erkrankung hatte meinen Lebensweg zu oft gekreuzt, um sie einfach so ignorieren zu können.
Die Entwicklung meiner Krebstherapie ist ein lebendiger Prozess, der sich bis zum heutigen Tag zwar ergänzend vertieft, aber nie konträr entwickelt hat. Ein sehr gutes Gefühl, denn ich weiß, ich habe von Anfang an alles richtig gemacht. Den Beweis bin ich auch dem größten Zweifler nicht schuldig geblieben, denn ich lebe und ich heile. Meine Erstdiagnose ist jetzt fast zwölf Jahre her. Sicherlich wird jetzt der eine oder andere Leser oder Betroffene denken, geschafft, aber genau da ist der springende Punkt. Um Ihnen die Krebserkrankung und die oft so trügerische Aussage „geheilt" so verständlich wie möglich zu vermitteln, möchte ich Ihnen eine kleine indianische Geschichte erzählen.

Die zwei Wölfe
Eines Abends erzählte ein alter Cherokee-Indianer seinem Enkelsohn am Lagerfeuer von einem

Kampf, der in jedem Menschen tobt. Er sagte: „Mein Sohn, der Kampf wird von zwei Wölfen ausgefochten, die in jedem von uns wohnen."
Einer ist böse.
Er ist der Zorn, der Neid, die Eifersucht, die Sorgen, der Schmerz, die Gier, die Arroganz, das Selbstmitleid, die Schuld, die Vorurteile, die Minderwertigkeitsgefühle, die Lügen, der falsche Stolz und das Ego.
Der andere Wolf ist gut.
Er ist die Freude, der Friede, die Liebe, die Hoffnung, die Heiterkeit, die Demut, die Güte, das Wohlwollen, die Zuneigung, die Großzügigkeit, die Aufrichtigkeit, das Mitgefühl und der Glaube.
Der Enkel dachte einige Zeit über die Worte seines Großvaters nach, und fragte dann: Welcher der beiden Wölfe gewinnt?
Der alte Cherokee antwortete: „Der, den du fütterst."

Ebenso, verhält es sich auch mit Krankheit und Gesundheit. Ich spreche bei der Krebstherapie nie von Heilung, denn dies ist nicht möglich, denn die Ursachen der Krebserkrankung, bleiben ein steter Begleiter solange wir leben. Alleine die lebenslange Achtsamkeit und der liebevolle Umgang mit unserem Körper, aber auch mit unserer Seele, werden den >guten Wolf< in uns füttern und die Gesundheit zu einem starken Begleiter werden lassen.

Wenn ich in meinem Haus durch Unachtsamkeit ein Feuer verursache, kann ich es danach grundsanieren und es renovieren, es neu einrichten und für jeden der mich danach besucht, wird es so sein, als sei es nie geschehen. Doch nur wenn ich in Zukunft achtsam darauf achte, dass ich nicht wieder durch Achtlosigkeit einen neuen Hausbrand verursache, wird mein Haus unversehrt bleiben und mir den Lebensraum bieten, den ich brauche.

18 Die Grundsätze der ganzheitlichen Krebstherapie

Seit Jahrzehnten setzt die orthodoxe Schulmedizin auf Chemotherapie, Strahlentherapie, Amputation und Operation. Anhand der wachsenden Zahl der Neuerkrankungen und der nicht messbaren Therapieerfolge, steht die Schulmedizin schon seit Jahrzehnten vor dem klaren Krebsbankrott. Umso wichtiger ist es, ganzheitliche und ursachenbezogene Therapiekonzepte in den Mittelpunkt zu stellen.

Wer dieses Buch aufmerksam gelesen, und dabei kein Kapitel ausgelassen hat, wird nun ein umfassendes Verständnis dafür haben, dass Krebs ein multiples Geschehen in unserem Körper ist. Ebenso eröffnen sich durch die Erkenntnisse der letzten 100 Jahre, klare Möglichkeiten in der

Prävention, der Therapie und der Nachsorge, in Bezug auf Krebs. Die Vielzahl der wissenschaftlichen Erkenntnisse, namhafter Ärzte und Wissenschaftler zeigen uns, dass Krebs durchaus nicht zum Tod führen muss, und somit längst nicht auf Platz zwei der krankheitsbedingten Todesursachen stehen müsste.

Trotz dieser Erkenntnisse basiert die orthodoxe Krebsmedizin auf einer Therapie-Kaskade, welche in Folge einen dramatischen Leidensweg für Betroffene eröffnet, bei welchem praktisch am Ende die erhoffte Heilung meist ausbleibt.

Am Ende dieses Ratgebers besteht die Gefahr, dass auch bei aufmerksamen Lesen, die eine oder andere Information untergegangen ist. Für den Laien ist auch nur sehr schwer ein therapeutischer Zusammenhang herzustellen. Aus diesem Grund möchte ich es nicht versäumen die Basisthemen, welche innerhalb der ganzheitlichen- und ursachenbezogenen Krebstherapie zwingend notwendig sind, nochmals zusammenzufassen.

Hierbei stellt sich mit Sicherheit den meisten Betroffenen die Frage, wo sollte eine Krebstherapie zuerst ansetzen. Sicherlich eine sehr berechtigte Frage und genau an dieser Stelle beginnt sich auch die ganzheitliche Krebstherapie von der schulmedizinischen Krebstherapie klar abzuheben. Während bei der herkömmlichen Krebstherapie der Hauptfokus immer auf den scheinbar totbringenden Tumor gerichtet ist, hat die ganzheitliche

Krebstherapie längst erkannt, dass der Tumor nicht die Krebserkrankung ist. Einen Teil meiner Arbeit verwandte ich dazu, täglich mindestens sechs Stunden die Forschungsergebnisse, unserer größten medizinischen Pioniere zu lesen, und deren Ergebnisse in Verbindung der Krebsentstehung zu sehen. Mir wurde irgendwann bewusst, auch wenn es unterschiedliche Krebsarten gab, welche sich an unterschiedlichen Regionen des Körpers abspielten, so hatten sie doch alle eines gemeinsam, ein krebsfreundliches Milieu. Also musste es einen gemeinsamen Nenner geben, welcher sich von den bekannten Auslösern unterschied. Und noch während ich dieses Buch am Schreiben war, konnte ich den letzten Puzzlestein, welcher mir noch im Gesamtbild des Krebs-Verständnisses fehlte, finden.

Zusammenfassung:
Die Ausgangsbasis im Entwicklungsprozess der Krebszelle, ist das umliegende Milieu, die sich darin befindlichen Mikroorganismen und deren pathogenen Krankheitsentwicklung, welche innerhalb der Milieuqualität ihren Ursprung hat. Aber auch von außen eindringenden Mikroorgansimen, wie die Trichomonaden und nicht zuletzt Zahnherde müssen Beachtung finden. Hierbei wurde es für mich plötzlich unerheblich um welches Krankheitsbild es sich überhaupt handelte, denn sowohl Gesundheit wie auch die Krankheit,

lebt und gedeiht auf dem Feld des inneren Milieus. So war mein nächster Schritt, noch tiefer in den Menschen einzutauchen, als ich es in den letzten Jahren ohnehin schon getan hatte. Ich studierte die Zusammensetzung des Milieus, und das Wissen der diagnostischen Möglichkeiten, mittels eines Dunkelfeldmikroskops. Ich konnte mir die Frage beantworten, wie uns ein Symbiont bei Gesundheit erhält, und wie durch ein übersäuertes und toxisches Milieu, eine Pleomorphe Entwicklungskaskade des Mikrokosmos in Gang gesetzt wird welcher, wenn nicht aufgehalten, in letzter Instanz sogar eine Verkrebsung verursachen kann. Krebs ist eine Erkrankung die eigentlich gar keine ist, und sich mit letzter Kraft in einer Vielzahl chronischer Heilungsvorgänge zeigt. Das Eingreifen in einen solchen Prozess, mittels hoch toxischer Stoffe auf ein bestehendes tumoröses Gewebe, bedeutet zeitgleich ein Aufheben der letzten Schutzbastion unseres ausgeklügelten Heilungsmechanismus, was die Chancen zu überleben drastisch reduzieren würde.

Durch die stark toxische Chemotherapie, verschlechtert sich das ohnehin bereits gekippte Milieu zusätzlich und die natürlichen Heilungsmechanismen werden durch die Zerstörung der Tumormasse ausgeschaltet.
Eine tumoröse Wucherung komplett auszumerzen, macht absolut keinen Sinn. Maximal, ein in Schach

halten, während alle auslösende Faktoren im festem Therapiefokus, in den Vordergrund treten müssen. Während die Schulmedizin im Kern nicht die Ursachen, sondern die Symptome in den Vordergrund jeder Therapie stellt, forscht die ganzheitliche Krebstherapie nicht nach dem einen feststehenden Kern der Krebserkrankung. Ganz gleich um welche Art von Krebs es sich handelt, es spielen immer multiple Faktoren bei der Entstehung, dem Verlauf, und somit auch bei den einzelnen Therapieansätzen, eine Rolle. Dies hört sich sicherlich zuerst einmal sehr verwirrend an, aber was ich Ihnen nun gleich eröffnen werde, ist im Grunde die einfachste Sache der Welt, und es bedarf keinerlei wissenschaftlicher Vorbildung, um sich bewusst zu machen, dass, was ich für Sie bereit halte, eine logische und sinnvolle Aneinanderreihung von Therapieinstrumenten darstellt, welche man in einem geschlossenen Kreislauf begreifen muss. Wenn sich sowohl Ursache, Verlauf, wie auch die Heilung selbst jedoch in einem festen Kreislauf aus Ursache und Wirkung befindet, so wir es verständlich, dass es unmöglich ist Krebs zu heilen indem man die Wirkung, nämlich die Krebswucherung an sich, mit chemischen Bomben zu bekämpfen versucht. Jeder der schon einmal Unkraut im Garten hatte der weiß, es macht überhaupt keinen Sinn Unkrautvernichtungsmittel darüber zu gießen. Lässt man der Natur ihren Lauf, so wird das Unkraut, welches zu unserem Ärger dem Boden wichtige Nährstoffe entzogen hat, nach seinem physiologischen Ableben, dem gleichen Lieferanten auch wieder all die scheinbar verlorengegangenen Nähstoffe zurück führen. So lebt das Unkraut in einer festen Symbiose mit der Natur. Gießen wir nun aber in unserem Übereifer Unkrautvertilgungsmittel über die Pflanze, schädigen wir nicht nur diese, sondern auch das gesamte Umfeld dieser Pflanze, welches ich als Milieu bezeichnen möchte. Ebenso wie in unseren Flüssen, Meeren, Böden, bedarf es zur Erhaltung des Lebens in den Selbigen, ein gesundes und ausgeglichenes Milieu. Ohne diesen Faktor, wäre Leben nicht möglich. Damit dieses Milieu in einem lebensnahen Zustand und Gleichgewicht ist und bleibt, bedarf es wichtiger Helfer, aber auch Nährstoffe, welche in einer ständigen Symbiose zueinander stehen. Während wir immer tiefere Einblicke in den Makrokosmos erarbeiten, ist unser Mikrokosmos geradezu sträflich vernachlässigt worden. Wir wissen wie ein Herz funktioniert, wie es lebenswichtiges Blut durch unzählige Gefäße pumpt, aber welche Bestsandteile, außer unseren Blutzellen, sich noch in diesem Lebenssaft tummeln, wissen die Wenigsten. Wir wissen wie lange unser Darm ist und in welchen Darmabschnitten was geschieht, aber wer weiß, dass unser Darmmilieu, bzw. die Darmmikrobiota ca. 2kg unseres Körpergewichtes ausmachen und ca. 100 Billionen unterschiedlicher Bakterien beherbergt. Das uns allen so unbekannte Milieu ist jedoch sowohl das Feld des Lebens, wie auch das Schlachtfeld des Todes. Alle Erkrankungen werden hier sowohl geboren, als auch bekämpft und günstigen Falls überwunden. So ist es unerheblich wo sich eine Erkrankung manifestiert, wie sie sich in ihrer ganz speziellen Art äußert. Sowohl die Krankheitsursache, wie auch der Heilungserfolg finden im Milieu statt. Natürlich müssten wir genau wissen was unser Milieu in ein solches Ungleichgewicht gestürzt hat, welches sich letztlich als Krebserkrankung zeigt. Unser Organismus ist wie ein Orchester. Jedes einzelne Instrument ist unentbehrlich für das Konzert. Übergeordnet ist der Dirigent und das sind Sie. Es gibt innere und äußere Faktoren, welche das Milieu schädigen können und somit den Nährboden für allerlei Erkrankungen bieten. Falsche Ernährung, toxische Stoffe, Medikamente, Schwermetalle, Parasiten und Strahlen, aber auch psychischer Stress, verbinden sich zu einen enorm schädigenden Einfluss, auf das ansonsten lebensnahe Milieu. So wird bewusst, dass bei einer Krebstherapie einige Ansätze im Vordergrund stehen, welche in der schulmedizinischen Krebstherapie nicht nur keine Rolle spielen, sondern sogar konträr zu diesem ganzheitlichen Denkansatz arbeitet. Obgleich das bestehende Milieu bereits mit allerlei schädigenden

Faktoren zu kämpfen hat, werden dem Betroffenen hohe Dosen hochgiftiger Chemikalien und Strahlen zugemutet. Es kann auch wissenschaftlich nicht begründet werden, wie das Körpermilieu unter einem solchen Dauerbeschuss wieder in ein physiologisches Gleichgewicht kommen könnte. Das fokussierte Ziel, die Krebszelle zerstören zu müssen, steht in keinem Verhältnis zum Endergebnis, welches letztlich das Schaffen eines absolut krebsfreundlichen Milieus garantiert, welches mit dem Leben nicht vereinbar sein kann!

19 Die Therapieplanung

Eine ganzheitliche Therapie, setzt sich immer aus einer Basistherapie und einer individuellen Therapie zusammen.
Die Therapieplanung eines Krebspatienten, gleicht sich der schulmedizinischen Krebstherapie in einigen Bereichen durchaus an. Zum ersten Gesprächstermin muss der Patient folgende Unterlagen zur Sichtung mitbringen, damit sich der ganzheitliche Therapeut einen allgemeinen Überblick verschaffen kann.

Befunde
- Befunde (Auch anderer Erkrankungsbilder)

- Die letzten zwei Laborauswertungen
- Datenträger über bildgebende Verfahren

Nach einem kurzen Einführungsgespräch erfolgen:
- Ausführliche Anamnese
- Antlitz-Diagnose
- Zungenbetrachtung
- Funktionstests/ Untersuchungen
- Eventuell Dunkelfeldmikroskopie zur Untersuchung des Blutmilieus

Im Folgetermin erhält der Patient eine umfassende **Krebsschulung**. Hierauf muss ich etwas intensiver eingehen:
Machen wir uns nichts vor, die meisten Krebspatienten werden immer die traditionelle Krebstherapie wählen. Grund hierfür ist ein mangelndes Fachwissen und das Fehlen über alternative Wege in der Erstberatung, durch den Therapeuten. Mit anderen Worten, die meisten Patienten durchlaufen nicht selten die komplette schulmedizinische Therapie-Kaskade, wie der Bestrahlung, einer Operation oder der Chemotherapie. Nach einer solchen Rosskur geht es dem Patienten meist sehr schlecht. Ab diesem Punkt suchen nicht mehr die Betroffenen, sondern meist die nächsten Angehörigen nach Alternativen. Dies ist natürlich die schlechteste Ausgangslage, denn noch immer übernimmt der Krebspatient

keine Selbstverantwortung über sich und seinen Heilungsweg. Leider ist er nach der orthodoxen Therapie, jedoch auch meist nicht mehr wirklich in der Lage dazu. So wurde ich fast immer durch einen nahen Angehörigen kontaktiert. Es kostet sehr viel Ausdauer herauszufiltern, wie der Patient zu einer Kehrtwende der Therapie steht. Kann ich nun den Patienten nicht wirklich innerhalb einer Krebsberatung und Krebsschulung, auf therapeutische Augenhöhe bringen, wird er die Alternativtherapie als einen letzten Strohhalm ansehen. Von diesem letzten Strohhalm erwarten sowohl er, als auch die Person des Erstkontaktes, wahre Wunder. Was in dieser Erwartungshaltung meist untergeht, ist, dass sich der Krebspatient nach einer Operation, Chemotherapie oder Bestrahlung, in einem wesentlich schlechteren Allgemeinzustand befindet, als vor seinem ersten Therapiegang, innerhalb der orthodoxen Krebstherapie. Da die ganzheitliche Krebstherapie jedoch nicht symptomatisch, sondern Ursachenbezogen arbeitet, findet sich der Patient in einem ihm artfremden Therapieweg wieder, in welchem nicht die Schmerzunterdrückung oder die Zerstörung des Tumors im Vordergrund stehen, sondern die Ursachenbehebung.

Leider wurden Patienten in den letzten Jahrzehnten, regelrecht ihres grundsätzlichen Ursacheninteresses beraubt. Haben wir Schmerzen, schlucken wir Schmerzmittel und das nicht selten bis zur Abhängigkeit dieser Mittel. Wenn wir Durchfall haben, nehmen wir ein Mittel gegen Durchfall, welches den Stuhl, der von unserem ausgeklügelten Schutzsystem ja nicht ohne Grund schnell aus dem Körper verbracht werden sollte, unterdrückt. Haben wir Reizhusten, weil unser Atemsystem versucht das belastete Sputum aus den Lungen zu entleeren, nehmen wir einen Hustenstiller. Die Folge ist, dass wir jedes Warnsignal unseres Körpers unterdrücken, ohne uns der Folgen bewusst zu sein. Die Folge nämlich ist, dass die Ursachen unserer Symptome auch dann noch vorliegen, wenn man die Symptome längst nicht mehr spürt oder sie eine abweichende Qualität eingenommen haben. An dieser Stelle möchte ich ein kleines Patientenszenario einbinden, um die Problematik, in Bezug auf den Krebspatienten, näher zu beleuchten.

Fallbeispiel:

Patient, männlich, Mitte 50, wird nach abgeschlossener orthodoxer Krebstherapie, als austherapiert entlassen. Ich habe gerade diesen Fall gewählt, weil er so ziemlich alle Barrieren einer positiven Therapierbarkeit umschreibt.
Der Erstkontakt erfolgte über die Ehefrau. Diese wollte in erster Linie das Allgemeinbefinden des Ehemannes verbessern. Mit anderen Worten, schien eine Therapierbarkeit gar nicht mehr wirklich

im Vordergrund zu stehen. Bis zum ersten Termin war ich ausschließlich mit der Ehefrau, per Mail und Telefon in Kontakt. Im persönlichen Erstgespräch, konnte ich bei dem Betroffenen sofort eine deutliche Abwehrhaltung, zu alternativen Therapiewegen erkennen. Der Patient machte kein Geheimnis daraus, dass er sich noch am Vorabend einen Bericht über sogenannte Wunderheiler angesehen hatte. Nachdem ich ihn über den Unterschied eines Wunderheilers und eines Heilpraktikers aufklären konnte, war es mir zumindest im Ansatz möglich zu erklären, worauf sich die ursachenbezogene und ganzheitliche Krebstherapie stützt. Innerhalb der nächsten, Stunden, hatte ich mein Therapiekonzept erklärt und den von mir entwickelten Therapieordner vorgestellt. Da die meisten meiner Patienten aus weiter Entfernung kommen und der unkomplizierte schnelle Kontakt so nur begrenzt möglich ist, hatte ich einen Therapieordner entwickelt in dem alle therapierelevanten Informationen, nochmals zum Nachschlagen zusammengefasst waren. Inhaltlich hatte der Patient so die Möglichkeit, jeden Therapieschritt nachzuvollziehen. Während sich die Ehefrau schon während der orthodoxen Krebstherapie, einen ausführlichen Überblick über ganzheitliche Konzepte verschafft hatte, war der Patient selbst mit vielen Informationen und Ansätzen, noch nie in Berührung gekommen und nahm eine skeptische Haltung ein. Für mich war im

Grunde schon klar, ich würde nach diesem Gespräch keinen Patientenvertrag abschließen, um dem Patienten eine ausreichende Bedenkzeit einzuräumen. Diese Bedenkzeit ist nicht nur für den Patienten, sondern auch für den Therapeuten notwendig. Mein Kernprinzip lag immer in der Mündigkeit des Patienten. Diese ist notwendig, um eine innere Heilungsentscheidung zu treffen. Hierzu musste der Patient aber auch, zu dem von mir erarbeiteten Therapieablauf, das notwendige Vertrauen aufbauen. Ist dies nicht erreichbar, würde ein Patient die Therapie auch nicht bis zum Ende durchhalten. Innerhalb der folgenden Stunden, hatte ich auch für mich die Entscheidung getroffen, nicht zu therapieren. Der Hauptgrund war, dass ich während des gesamten Gespräches nicht den Eindruck hatte, den Patienten davon zu überzeugen, dass der Tumor nicht die Krebserkrankung ist, sondern das Symptom einer multiplen Entgleisung. Der Tumor stand für den Patienten wie ein Richtschwert, zwischen ihm und der Heilung. Hinzu kamen die starken Schmerzen nach der Operation. Gerade diese Schmerzen waren es, die ihn unterschwellig, immer auf die Anwesenheit des Tumors hinwiesen. In einem solchen Fall, ist eine Therapie kaum durchführbar. Mit dieser Einsicht, teilte ich sowohl dem Krebspatienten, wie auch seiner Ehefrau meine Entscheidung mit, nicht zu therapieren.

Auf meine Absage hin, meldete sich dann der Patient nach einigen Tagen persönlich und bat überzeugend um eine Therapie mit meinem Konzept. Gegen meine innere Stimme, habe ich den therapeutischen Auftrag angenommen und mit der Therapie begonnen. Im Vordergrund stand eine Milieusanierung, eine strenge Krebsdiät und ein Stützen und Sanieren der Entgiftungsorgane. Dieser Basisteil der Krebstherapie benötigt: Disziplin und Durchhaltevermögen. Dieser Therapieanteil bewirkt ein krebsunfreundliches Milieu, und eine Stimulation der körpereigenen Heilungsmechanismen. Erst dann kann man sich auf den Tumor selbst konzentrieren. Ausnahme ist, wenn der Tumor durch sein Wachstum eine lebensbedrohliche Verdrängung bewirkt. Dies finden wir vor allem bei Hirntumoren vor. Nach der Basistherapie, wäre dann zeitgleich ein passendes biologisches Mittel zur Tumorauflösung hinzugekommen. Hierbei wäre jedoch auch parallel eine gezielte Therapie gegen pathogene Mikroorganismen in den Vordergrund gerückt. Beide Ziele bedürfen eines funktionierenden Entgiftungsapparates. Daher die vorangegangene Sanierung der Leber, des Darms und gegeben Falls auch der Niere.

Nach kurzer Zeit, wurde ich durch einen Arzt angerufen. Er wollte sich, als neuen behandelnden Therapeuten meines Patienten vorstellen. Ihn hatte man kontaktiert, weil er sich mittels seiner Therapie auf Lungentumore spezialisiert hatte. Insgesamt war es ein sehr irritierendes Gespräch, denn man bat mich um eine Nachsorgetherapie. Ich machte den Arzt darauf aufmerksam, dass der Patient innerhalb der Entgiftungsorgane bereits sehr vorgeschädigt ist, und die Sanierung des Patienten noch zu kurzweilig angewandt wurde, um einen wesentlich verbesserten Zustand erwarten zu können. Da der Patient bereits schulmedizinisch sehr stark Vorbelastet zu mir gekommen war, würde ich eine weitere Nachsorge seiner Therapie nicht verantworten können, da mir nicht bekannt war inwiefern eine weitere Schädigung der Entgiftungsorgane folgen würden. Ein Versagen der Entgiftungsorgane und ein eventuell daraus resultiertes Multiorganversagen, seien meiner Meinung nach, sehr wahrscheinlich.

Dies ist ein typischer Fall, wie er in der Krebstherapie immer wieder zu finden ist.

Einer schulmedizinischen Therapie, welche nicht zum Erfolg geführt hat, folgt eine Alternative Therapie. Diese wird meist nicht durchgehalten, weil der erwartete Heileffekt durch Schmerzen und Einschränkungen, übertönt wird.

Ein fataler Kreislauf, denn meist kommen die Schmerzen nicht vom Tumor, sondern gehören zu den postoperativen Schmerzen oder den sich, milieubedingt ausgebreiteten Entzündungsherden. Im vorgenannten Fall, waren sie die Folge einer Flüssigkeitsansammlung in der Lunge. Diese

Flüssigkeitsansammlung, wurde dem Patienten bereits erstmals, unmittelbar nach der Operation, zum Verhängnis, und musste zweimal in der Rehabilitationsklinik punktiert werden.

Hinter der erneuten Atemnot und den Schmerzen, vermuteten sowohl der Patient wie auch seine Ehefrau, eine weitere Ausbreitung des tumorösen Geschehens. Es war mir nicht möglich den Patienten davon zu überzeugen, dass ein Tumor von 1,7 cm, weder die komplette Atmung blockieren kann, noch für die enormen Schmerzen verantwortlich ist. Der Hinweis einer dringenden Kontrolle und Nachsorge des Operationsgebietes, durch die behandelnden Ärzte, wurde wegen der schlechten Erfahrungen ignoriert, seitens des Patienten ignoriert. Heilungsprozesse brauchen Zeit, doch wenn sich der Krebspatient permanent einredet, eben diese Zeit nicht mehr zu haben, besteht die Gefahr die falschen Entscheidungen zu treffen. Nachdem der Körper, meist über Jahrzehnte, in den krebsfördernden Zustand gebracht wurde, wird erwartet, dass er innerhalb von wenigen Wochen eine Heilung erfährt.

Nach ca. 10 Tagen, meldete sich der neue Arzt wieder bei mir, um mich über den aktuellen Therapieverlauf in Kenntnis zu setzen. Er erklärte mir, dass der Patient die Therapie auch bei ihm abgebrochen hatte, weil ihm zum einen die Therapie nicht bekam und zum anderen seine Beschwerden auf ein unerträgliches Maß angestiegen waren. Innerhalb einer Röntgenaufnahme konnte der Arzt eine Flüssigkeitsansammlung der Lunge feststellen, und riet zu einer erneuten Punktion. Der Tumor insgesamt sei etwas Rückläufig. Ich fragte den Arzt, ob er vor seinem Therapiebeginn die Größe des Tumors gemessen hatte, um eindeutig zu klären ob der Rückgang auf seine Therapie zurück zu führen sei, oder auf meine Sanierung. Dies musste er vereinen, wenn auch zögerlich. Ich machte ihn darauf aufmerksam, das er als erstes, so wie ich auch, den Patienten zur Punktierung ermutigen sollte, um den Druck vom Lungenareal zu entlasten und die damit verbundenen Schmerzen herabzusetzen. Laut des behandelnden Arztes, war der Patient letztlich wieder nach Hause gefahren, um sich Heimtatnah punktieren zu lassen. Ob der Patient den von mir erarbeiteten Therapieweg weiter verfolgt hat, wage ich zu bezweifeln. Die Panik blockierte jeden klaren Gedanken, was letztlich den negativen Verlauf begünstigen musste.

Die Krebsschulung
Um mündige Entscheidung treffen zu können, sollte ein Patient wissen was hinter den zur Verfügung stehenden Therapiekonzepten steht. Hiermit meine ich sowohl der orthodoxen, wie auch der Kausaltherapie.
Bei der Krebsschulung ist es von Vorteil, dass der Patient durch eine enge Vertrauensperson begleitet

wird. Diese Vertrauensperson, welche günstigsten Falls den Patienten während der gesamten Basistherapie begleiten kann, wird mit den gleichen Informationen versorgt, wie der Krebspatient selbst.

Auf diese Weise werden Vorurteile abgebaut und das ganzheitliche Therapieverständnis gestärkt. Die größte Gefahr für einen Kurswechsel innerhalb einer Therapie, ist das Aufkommen von Zweifeln im direkten sozialen Lebensumfeld. Hier ist der direkte Therapiepartner außerhalb meiner Praxis, von hohem Wert. Diese Person ist auch außerhalb meiner Praxis ein wichtiges Bindeglied zwischen dem Krebspatienten, der Therapie, und dem sozialen Umfeld. Dabei ist natürlich auch eine hohe Sozialkompetenz notwendig.

Die Notwendigkeit einer Krebsschulung hat jedoch noch einen weiteren Grund. Nach der Basistherapie, welche bis zu drei Monaten dauern wird, muss der Patient in der Lage sein, seinen Heilungsweg weiter zu verfolgen. Um ihn dazu zu befähigen, benötigt er ein tiefes Wissen um bestimmte medizinische Zusammenhänge. Diese werden von mir in der Art vermittelt, dass sie auch für den medizinischen Laien nachvollziehbar sind. Hierzu gehören Inhalte wie:
- Krebsursachen
- Krebsfreundliches Milieu
- Kuranwendungen

- Instrumente zur Festigung der psychischen Stabilität

Nur so kann man dem gefürchteten Rezidiv, nach der erfolgten Therapie, auch weiterhin entgegen arbeiten. Auch an dieser Stelle muss ein Einsehen gefestigt werden, dass die Erhaltung des gesunden Körperkreislaufs, bis hin zum Mikromilieu, ein dauerhafter Prozess bleiben muss, um auf lange Sicht den absoluten Zustand der Gesundheit nicht nur zu erreichen, sondern auch zu erhalten. Außerdem weiß der Patient im späteren Therapieverlauf nicht nur was er zu tun hat, sondern auch warum. Genau zu diesem Zeitpunkt, erhält der Patient seine absolute Mündigkeit zurück. Zur Unterstützung des täglichen Therapieablaufs habe ich, wie bereits erwähnt, einen Therapieordner entwickelt, in welchem der Patient alle Daten und Hintergründe nochmals vertiefen kann. So ist er jederzeit in der Lage, aufkommende Fragen und Unsicherheiten nachzuvollziehen. Auf diese Weise hat er außerdem die Möglichkeit, seiner Familie einen tiefen Einblick in therapeutische Abläufe zu gewähren, sofern er dies wünscht.

Zusätzlich wird der Patient, welcher aus Gründen der Entfernung, keine Psychoonkologie im wöchentlichen Rhythmus in meiner Praxis vornehmen kann, über drei Monate einen wöchentlichen „Zustandsbericht" erstellen. Hier haben sowohl der Patient, wie auch ich als Therapeutin die Möglichkeit, sowohl eine negative wie auch positive Entwicklung, engmaschig zu kontrollieren und gegebenenfalls die bestehende Therapie anzupassen.

Auswertungsphase
Nach erfolgter Auswertungsphase, wird der individuelle Therapieplan erstellt. Dieser ist immer als vorläufiger Plan zu sehen, bei welchem es eine feste Basistherapie gibt. Diese kann sich jedoch durch den Verlauf der Therapie, immer wieder verändern. An dieser Stelle werden nun auch die festen Einheiten der Psychoonkologie geplant. Innerhalb der drei Monate, ist ein Therapietag pro Woche in meiner Praxis vorgesehen. Bei Patienten, welche nicht in meinem direkten Therapieradius wohnen, muss gegebenen Falls ein zusätzlicher Therapeut aus dem Lebensumfeld, hinzu gezogen werden. Die Nutzung dieses Termins sollte sich individuell den Bedürfnissen des Patienten anpassen lassen. Hier rate ich immer zu einem ganzheitlichen Psychotherapeuten, der in den Therapieinstrumenten: der Gesprächstherapie, der Supervision, der Familienaufstellung, Rollenspielen bis hin zur Reiki Therapie, geschult ist. Dies ermöglicht dem Patienten die bestmögliche Betreuung, ohne sich in einem unbeweglichen Therapiesystem wieder zu finden. Wovon ich abrate sind, Gruppentherapien oder

Selbsthilfegruppen, welche unterschiedliche Therapiewege gehen. Nur weil man das gleiche Krankheitsbild teilt, sitzt man auch im gleichen Boot. Jeder Krebspatient ist in seinem individuellen Krankheitskonstrukt gebunden. Dieses setzt sich aus seiner körperlichen- und psychischen Vorbelastung, seinem sozialen Umfeld, seiner gewählten Therapie und vielem mehr zusammen. Wenn sich ein Patient, in eine solche belastende Lebenssituation, einer Vielzahl von unterschiedlichen Informationen ausgesetzt sieht, verliert er seinen eigenen Therapieweg womöglich aus den Augen. Er singt sicherlich Selbsthilfegruppen, die Betroffenen auf ihrem Weg Halt geben. Bei einer Krebstherapie ist jedoch die Gesamtproblematik derart komplex, dass sie in der Regel genau das Gegenteil bewirken kann.

Milieusanierung
Um nochmals verständlich zu machen, welchen Stellenwert das Körpermilieu einnimmt, zeigt sich bereits darin, dass die Therapie des Milieus jeder weiteren Therapie vorangestellt werden muss. Ausgangspunkt zur Ausarbeitung der Milieusanierung kann, muss aber nicht, die Blutuntersuchung mittels der Dunkelfeldmikroskopie sein. Leider bietet nicht jeder Therapeut die Dunkelfeld-Diagnostik an.

In der Direktuntersuchung des Kapillarblutes, erhält der Patient Informationen darüber, welche Phänomene sich in seinem Blut befinden und worauf sie schließen lassen. Dies entspricht jedoch nur einem Teil der tatsächlichen Untersuchung, welche über mehrere Tage hinweg fortgeführt werden kann, ebenso lange, wie das Blut lebt.
Die Dunkelfeldmikroskopie wird, wenn notwendig, maximal dreimal während der dreimonatigen Basistherapie angewandt. Je nach Fall und Notwendigkeit, gleich zu Beginn, dann folgen eine erneute Untersuchung nach ca. zwei Monaten und eine abschließende Untersuchung im dritten Monat.
Im Dunkelfeld erkennen wir, neben den zu erwarteten Blutzellen, wichtige Hinweise über unseren gesundheitlichen Allgemeinzustand. Diesbezüglich ist es wichtig zu verstehen, dass Phänomene im Blut, sich nicht ausschließlich auf das Blut beschränken. Je mehr unser Körper den Angriffen durch toxische Stoffe, Chemikalien und Strahlen ausgesetzt ist, desto durchlässiger und instabiler werden letztlich auch die Blutgefäße. Mikroorganismen, welche normalerweise ihrer Größe entsprechend, als Symbiont dem Blutstrom folgen, um wichtige Aufgaben in unserem Organismus zu organisieren, verändern sich unter einem schlechten Milieu pathologisch. Normalerweise werden die sich verändernden Mikroorganismen in einem solchen Szenario durch die Leukozyten eingesammelt, phagozytiert und

den Rest erledigen die Entgiftungsorgane. Nun kann man sich vorstellen was geschieht, wenn verschiedene Einflüsse diesen natürlichen Vorgang stören, oder sogar unmöglich machen.

Mögliche Ursachen:
• Bei einem dauerhaft übersäuerten Milieu, können die Gefäßwände auch für größere Blutbestandteile, wie pathogene Mikroorganismen: Bakterien, Viren, Pilze und Parasiten, durchlässig werden. Dadurch wird die natürliche Barriere überwunden und pathogene Mikroorgansimen wandern in Lymphe und Gewebestrukturen, wodurch sie sich überall im Körper etablieren können. Schädigenden Entzündungsprozessen sind die Basis schwerer Erkrankungsbilder, bis hin zur Verkrebsung.
• Leukozyten können ihre verkapselte Ladung, pathogener Mikroorgansimen, nicht Rechtzeitung bekämpfen und abbauen. Auch dies ist auf ein geschädigtes und saures Milieu zurück zu führen. Zu sehen ist der Versuch, durch Dr. Alfons Weber, auf der im Handel erhältlichen" DVD, „Der Krebsbankrott". Er hatte einen Leukozyten, welcher mit pleomorph veränderten Mikroorganismen angereichert war, mittels Toxinen unter Stress gesetzt. Sofort erhöhte sich der Innendruck des Leukozyten. Ab einem bestimmt Druckanstieg konnte der Leukozyt, die, durch das übersäuerte Milieu geschwächte Zellmembran des Leukozyten,

dem Druck nicht lange Standhalten, und der Leukozyt platzte regelrecht auf. Ganz deutlich kann man im Versuch, die befreiten Parasiten erkennen, welche die Fähigkeit besitzen sich gegen den Blutstrom und Blutwirbel fortzubewegen, um sich schnellst möglich in dem nächst gelegenen Erythrozyten, den nächsten Wirt zu suchen und dort für das Immunsystem unsichtbar zu werden. Innerhalb des Erythrozyten, beginnen die Parasiten ihrem Überlebensdrang entsprechend, sowohl die Nährstoffe wie auch das Hämoglobin der Zelle aufzunehmen. Erst wenn der Erythrozyt vollständig ausgehöhlt ist, verlässt der Parasit die nutzlose Hülle.

• Die Leber ist derart geschädigt, dass sie dem regelrechten Abbau der zugeführten Parasiten, nicht mehr gerecht werden kann. Eines ist dabei unverbeidbar: dort wo wir ein übersäuertes Milieu, toxische Schwemmen und eine eventuell bestehende Kohlehydratvergiftung vorfinden, wird es sehr unwahrscheinlich sein, dass unser Entgiftungsapparat, die Leber, noch ihrer Entgiftungsfunktion umfänglich nachkommen kann. Physiologisch wird sie versuchen über eine Flächenvergrößerung den anfallenden Abbau zu gewährleisten, aber ab einem bestimmten Zeitpunkt, wird die Leber kollabieren. Der Kollaps der Leber kann viele Ursachen haben, hierzu gehören nicht nur eine Parasitäre Schwämme, sondern auch Toxische Stoffe,

Lebensmittelzusätze, Medikamente, Kohlehydratvergiftung, Schwermetallbelastung, und nicht zuletzt der Alkohol.
Und genau hier ist Vorsicht angesagt. Nicht ohne Grund leiden Menschen nach einer Entgiftungskur unter einer Vielzahl von Nebenwirkungen. Im schlimmsten Fall kann eine überschießende Freisetzung von toxischen Stoffen durch eine überschießende, parasitäre Schwämme, zum Multiorganversagen führen.

In Bezug auf den Krebspatienten, müssen wir an verschiedenen Fronten arbeiten. Das Milieu eines Krebspatienten ist in einem denkbar schlechten Zustand. Wurden dem Patienten nun noch zusätzlich starke Medikamente oder sogar eine Chemotherapie zugeführt, dann benötigt es keiner großen Fantasie, sich die Leberbelastung vorzustellen. Würde man jetzt einfach nur entgiftende Mittel einsetzen, oder Wirkstoffe gegen einen parasitären Befall einsetzen, müsste der Schuss ganz klar nach hinten losgehen.
Absolut abzuraten wäre die oft angewandte Nulldiät, zu Therapiebeginn, um den Körper zu reinigen. Im Folgenden werde ich Ihnen erklären, warum ich von einer Nulldiät als Therapieeinleitung dringend abraten muss.
Erhält der Körper innerhalb einer Nulldiät kein Eiweiß mehr, wird er auf den körpereigenen Eiweißspeicher zurückgreifen. Die vom Körper

normalerweise benötigte Menge, von ca. 15-25g, versorgt den Körper mit einer ausreichenden Dosis an Stickstoff. Durch den andauernden Abbau von Eiweißen, verlieren wir Stickstoff und es folgt eine negative Stickstoffbilanz. Weiterhin werden wichtige Säurepuffer nicht mehr mit der Nahrung aufgenommen, auch hier werden wichtige Depots angezapft. Hinzu kommt, dass auch Fettreserven aufgezehrt werden, um die notwendige Energie zu sichern. Bei dem Abbau dieser Reservefette, entsteht ein Zwischenprodukt, die Ketonkörper. Dieses Abbauproduckt liegt schon nach kurzer Fastenzeit in hohen Mengen im Blut vor, was eine Hemmung der Harnsäureausscheidung zur Folge hat. Der Säure- Basen- Haushalt gerät weiterhin in eine Schieflage. Aber genau dies wollen wir ja eben wieder in ein Gleichgewicht bringen. Eine weitere Gefahr, bei einem massiven Abbau von Fettdepots liegt darin, dass alle toxischen Stoffe, welche nicht mehr durch die Entgiftungsorgane abgebaut und durch die Ausscheidungsorgane ausgeschieden werden konnte, werden im Depotfett zwischengelagert. Durch einen massiven Abbau dieses toxischen Depots, entstehen lebensgefährliche Situationen, in einem ohnehin bereits vorliegenden Endzeitszenario.

Ich habe zu Anfang darüber gesprochen, dass Krebs die Folge einer Totalentgleisung ist. Diese Entgleisung hat an verschiedensten Fronten ihre

Ursache und bewegt den Gesamtorganismus, wie in einer Kettenreaktion, zum Multiorganversagen. Die Stellung der Krebserkrankung befindet sich auf der Vorletzten Stufe.

Je fortgeschrittener das Stadium ist, umso größer ist der Druck auf die Betroffenen, aber auch auf den Therapeuten, welcher umschichtige Entscheidungen treffen muss. Als ganzheitlicher Krebstherapeut, muss er eventuell einen Patienten therapieren, welcher bereits die komplette orthodoxe Therapiekaskade hinter sich gebracht hat, und als austherapiert entlassen wurde. Somit wird der ganzheitliche Therapeut leider nicht nur als letzter Strohhalm gesehen, sondern scheinbar auch als Wunderheiler, von welchem man übermenschliche Fähigkeiten erwartet. Als erstes muss der Patient zwei Dinge lernen, kein Therapeut der Welt kann einen über Jahre- oder Jahrzehnte lang erworbenen Missstand in einigen Wochen beheben. Zuerst muss der Patient, mit aller Konsequenz wieder lernen, selbstverantwortlich mit seinem Körpersystem umzugehen.

Nachdem ich also den Patienten in die Gesamtheit des Therapiekonzeptes eingewiesen habe, beginnt die Arbeit des Patienten.
Dies kann je nach Schweregrad der Krebserkrankung ganz unterschiedlich sein und ist, an dieser Stelle, nicht verallgemeinert zu

besprechen. Was jedoch alle Patienten vordergründig erwartet, sind folgende Ansätze:
- Säure- Basen-Diät
- Größtmöglicher Verzicht von tierischen Eiweißen
- Strenge Krebsdiät, hier werden bestimmte Lebensmittel- und Genussmittel aufgeführt, welche zumindest während der dreimonatigen Basistherapie, und möglichst darüber hinaus, absolut tabu sind.
- Lösen und ausleiten von Toxinen
- Colon-Hydro-Therapie
- Darmsanierung und Neubesiedelung der notwendigen Darmbakterien
- Stützen der Entgiftungsorgane: Hierbei werden Tee-Kuren, heilende Lebensmittel Tinkturen und Enzyme eingesetzt
- Orthomolekulare Therapie

Nach einer spezifischen Phase, welche sich immer individuell am Patienten orientiert, folgt eine gezielte Therapie auf Vorliegen pathogener Mikroorganismen.

Auch hier werden ausschließlich eine strenge Diät und natürliche Stoffe eingesetzt, welche,
- Antiviral
- antibakteriell
- und gegen eine Verpilzung wirken

Dadurch werden langfristig die Entgiftungsorgane entlastet, und Entzündungsherde können endlich ausheilen. Über diesen grundsätzlichen Therapieansatz können wir einer Krebserkrankung wirkungsvoll entgegenwirken, indem Heilungsprozesse abgeschlossen werden und das Milieu, zu einem krebsunfreundlichen Milieu wird. In einem sanierten Milieu, erhalten pleomorphe Mikroorgansimen die positive Rückmeldung, innerhalb ihrer Fähigkeit der Rückentwicklung, wieder zum Symbionten zu werden. Außerdem ist das Immunsystem wieder so stabil, dass es der Anwesenheit von z.B. „Trichomonaden" standhalten kann.

In einer Anhängenden Phase, wird nun auch ein speziell auf den Patienten ausgewählter, biologischer Krebskiller eingesetzt. Hier habe ich mich, nach erfolgter Erfahrung, von der medikamentösen Form der Lieferanten weitestgehend abgewandt, und wende auch hier ausschließlich die ursprünglichen und natürlichen Lieferanten an.

Der Tumor ist nicht die Krebserkrankung

Der Tumor ist nicht das Grundproblem, im Gegenteil, solange er nicht in seinem raumfordernden Wachstum Organfunktionen beeinträchtigt, ist er im ganzheitlichen Verständnis nichts anderes als die letzte Bastion den Körper zu schützen (ausgenommen Trichomonaden-Kolonien, welche sich selbst als Tumormasse darstellen). Für

den Fall, dass Sie dieses bereits behandelte Thema in vorangegangenen Kapiteln überlesen haben, oder sich das Grundverständnis zu dieser Aussage noch nicht gefestigt hat, gehe ich hier nochmals auf dieses Thema intensiver ein. Es ist ein sehr wichtiges Thema, denn hierauf beziehen sich die meisten Krebstherapien sowohl in der orthodoxen, wie auch in der biologischen Krebstherapie. Sie hören richtig, auch in der biologischen Therapie setzen viele Therapeuten auf die biologische Zerstörung der Krebszelle. Ebenso wie bei der Chemotherapie, wird hier der Tumor als Hauptangriffspunkt fokussiert. Mit dem feinen Unterschied, dass es sich hierbei um biologische und nicht chemisch hergestellte Stoffe handelt, welche aus den beiden Therapielagern eingesetzt werden. An und für sich, setze auch ich biologische Krebskiller ein, jedoch nicht als Haupttherapie, sondern als Abschluss der vorangegangenen Therapiekonzepte. Das war auch bei mir nicht immer so gewesen, denn ich brauchte das Wissen um pathologische Mikroorgansimen und der tatsächlichen Aufgabe der Trophoblasten (Stammzellen), welche in der Krebsbildung nichts weiter tun, als Heilungsprozesse abzuschließen. Um dies für Sie nochmals verständlich zu erklären, werden wir uns nochmals den einzelnen Heilungskonzepten unseres Körpers zuwenden:
Infobox/ Ausgangssituation:

Das Milieu eines Menschen ist chronisch übersäuert. Die Ursachen hierfür sind ganz unterschiedlich:
- Kohlehydratvergiftung
- Überernährung
- Fehlernährung/ Mangelernährung
- Lebensmittelzusatzstoffe
- Künstl. Süßstoffe (wie Aspartam)
- Medikamente
- Drogen
- Alkohol
- Überm. Konsum tierischer Eiweiße
- Umweltbelastung
- Wohngifte
- Strahlen

Überall in unserem Körper macht sich ein übersäuertes Milieu auf verschiedenste Art bemerkbar. Als Hauptursache hierfür werden pathogene Mikroorgansimen verantwortlich gemacht. Diese Mikroorganismen finden wir in den Hoden des Mannes und in den Eiern der Frau als Ursymbiont vor. Aber auch in unserem Blut finden sich diese Symbionten, welche man für wichtige Entwicklungsprozesse unseres Organismus verantwortlich macht. Solange unser Körpermilieu in einen ausgeglichenen Zustand ist, arbeiten diese Symbionten in einem physiologischen Prozess, wie in einem Biotop und wirken somit lebenserhaltend auf uns ein. Kommt es nun zu einem Kippen des Milieus, starten diese Symbionten einen

Überlebensprozess, indem sie sich in einer pleomorphen Weiterentwicklung in verschiedene Entwicklungsstufen wie Viren, Bakterien und Pilze, dem Milieu anpassen, in welchem sie sich befinden. So lange dieser Zustand überschaubar lange andauert, werden Leukozyten ihrer Arbeit, als Immunabwehr nachkommen und die frei im Blutfluss befindlichen, pathogen veränderten Mikroorganismen, in ihr Zellinneres aufnehmen und phagozytieren. Den Rest übernehmen die Entgiftungs- und Ausscheidungsorgane. Ein Teil dieser pathogenen Mikroorganismen befinden sich jedoch auch intrazellular und zwar in den roten Blutkörperchen. Dort ernähren sie sich von den internen Nährstoffen und dem Hämoglobin. Diese Nahrung benötigen sie um ihre Aufwärtsentwicklung und somit ihr Überleben zu sichern. In dieser Zeit, sind sie für die Leukozyten, also für die gesamte Immunabwehr, unsichtbar.

Wird nun das Milieu immer saurer und sauerstoffarmer, hält die Zellmembran des Leukozyten nicht mehr Stand. Die äußere Zellmembran löst sich auf und die bis dahin aufgenommenen Mikroorganismen, strömen wieder ins freie Blut. Sofort suchen sie sich einen neuen Wirt und tarnen sich somit vor weiteren Angriffen unserer Immunabwehr. Aber selbst wenn, die noch funktionierenden Leukozyten ihre Arbeit noch halbwegs erledigen können, müssen die Entgiftungsorgane dennoch in der Lage sein die

Masse der toxischen Reste zu entsorgen. Bei einem chronisch übersäuerten Milieu jedoch, kann man grundsätzlich auch von einer Leberschwäche oder sogar von einem Leberschaden ausgehen, denn es ist ja nicht ohne Grund zu einer Übersäuerung gekommen. Das Milieu zeichnet immer auch ein deutliches Bild über den Zustand der Entgiftungsorgane ab, und umgekehrt.

Wie auch immer, es ist einerlei ob die Leber die anfallende pathogene Fracht nicht mehr entgiften kann, oder die Leukozyten ihrer Arbeit im sauren Milieu nicht mehr Stand halten können, der Körper hat in dieser gesundheitlichen Notsituation einen Abwehrmechanismus, welcher ebenso wie die pathogenen Mikroorgansimen, in dem sauerstoffarmen und sauren Milieu überleben kann, der **Trophoblast** (Stammzelle). Der Trophoblast, ist, wie ich bereits erklärt habe, eine primitive Stammzelle, welche unter anderem auch die Funktion des Heilungs-Trophoblasten hat. Der Trophoblast hat folgende Merkmale:

- Er kann sich in jede Zelle und Organsystem definieren
- Er verfügt über eine Teilungsrate, welche 300-fach schneller agiert wie die, der normalen Zelle
- Er kann aggressiv und infiltrierend wachsen
- Er ernährt sich auch im sauren Milieu, in welchem normale Zellen untergehen, unter Ausschluss von Sauerstoff, also anaerob

- Er ist für das Immunsystem nicht angreifbar und hat die Fähigkeit sich der Apoptose (programmierten Zelltod) zu entziehen
- Um sein Wachstum einzustellen, benötigt er eine Heilungsrückmeldung, sowie das Vorhandensein bestimmter Enzyme

Nun gehen wir einen Schritt weiter, um zu begreifen welche wirkliche Funktion der Tumor (Zusammenschluss aus Trophoblasten) hat. Hierzu müssen wir das zuvor gedachte Szenario weiter denken:

Wichtig!
Die Anzahl pathogenen Mikroorganismen hat im Körper überhandgenommen. Ursachen hierfür können sein:
- Die Leber ist nicht mehr in der Lage zu entgiften
- Es liegt eine Schwäche der Immunabwehr vor.
- Das Milieu ist so sauer, dass die Zellmembran der Leukozyten dem Innendruck nicht mehr Standhält und die bereits aufgenommenen Mikroorganismen wieder ins Blut entlässt.
- Das saure Milieu hat die Gefäßwände auch für Mikroorganismen durchlässig gemacht, so verbreiten sich diese im gesamten Körper und jeglichen Organsystemen.

An diesem Punkt angekommen, fährt unser ausgeklügeltes Schutzsystem mit der härtesten Waffe auf, mit dem **Trophoblasten**, unserer Stammzelle. Der Trophoblast, welcher sowohl an der Bildung des Lebens, wie auch an der Erhaltung des Lebens beteiligt ist, hat nun die Aufgabe, die aus der Blutbahn ins Gewebe eingedrungenen Mikroorganismen aufzunehmen, sie zu verpacken und somit zu isolieren. Sie zerstört nicht, sie kapselt nur ein und versucht die instabile Phase des Abwehrsystems zu überbrücken. Bis dahin sind die Mikroorganismen und Parasiten erst einmal sicher verpackt, können sich nicht weiter vermehren und somit Schaden anrichten. Die Stammzelle, also der Trophoblast, kann jedoch nur eine gewisse Menge aufnehmen. **Ist die Höchstgrenze erreicht, wird eine größere Aufnahmefläche benötigt und der Trophoblast beginnt sich reflektorisch zu teilen.** Je mehr Mikroorganismen gesichert werden müssen umso schneller und aggressiver muss sich der Trophoblast teilen.
Denken wir diesen Gedanken nun in zwei Richtungen weiter.

Richtung 1:
Wenn wir die Rahmenbedingungen des Milieus derart verändern, dass zum einen die Leukozyten durch eine stabile Zellmembran und ausreichendem Immunvolumen wieder in der Lage wären, ihre Arbeit zu tun, die Leber wieder in ihre

physiologische Entgiftungsfunktion überführt würde und man durch eine Regulation des Milieus die pathogenen Mikroorganismen wieder dazu stimulieren könnte, eine pleomorphe Rückentwicklung, zum ungefährlichen Symbionten zu vollziehen, würde es zwangsläufig auch dazu führen, dass der Trophoblast die benötigte Rückmeldung erhält, welche die aggressive Teilung stoppt.

Nachdem die Tumorzellen, ihre komplette Ladung an die Leukozyten abgegeben haben, hätten sie ihren physiologischen Plan erfüllt und es könnte zu einer Rückbildung der Tumornester führen.

Richtung 2/ der falsche Therapieansatz:
Wir fokussieren, innerhalb der Krebstherapie die Zerstörung der Krebszellen, bevor das Milieu in einer ausgeglichenen Basis ist, das Immunsystem aufgebaut und das Entgiftungssystem wieder seiner wichtigen Aufgabe nachkommen kann. Dieser Verlauf wäre letztlich der Anfang vom Ende. Durch die Zerstörung der Trophoblasten, werden Unmengen von pathogenen Mikroorgansimen, in kürzester Zeit frei gesetzt. Weder das Immunsystem, noch die Entgiftungsorgane, sind in der Lage die massive Belastung zu bewältigen. Die Folge ist: die Tumormasse schwindet kurzfristig, und der Patient stirbt dennoch, jedoch meist an Multiorganversagen.

Dieses Szenario haben wir vor allem bei der aggressiven, orthodoxen Krebstherapie mittels Chemotherapie und Strahlentherapie. Aber an dieser Stelle ist mir wichtig auch die sogenannten biologischen Krebskiller, gleich welcher Art, ebenso in Frage zu stellen, sofern man sie zu früh in die ganzheitliche Krebstherapie einbaut. Auch sie können, besonders in einer Hochpotenz das Milieu belasten. Ein biologischer Krebskiller wäre z.b. Vitamin B17. Natürlich ist Vitamin B17 in der Lage, die Krebszelle zu knacken und zu zerstören. Da wir jedoch wissen, dass die Krebszelle keine bösartige Zelle, sondern ein Notprogramm des Heilungssystems ist und sie, unter anderem eine brisante Fracht in sich trägt, die den Körper schützen soll, wird bewusst: es ist zu Beginn der Therapie keine gute Entscheidung Vitamin B17 oder Laetril in Hochdosen zu verabreichen. Die Zerstörung der Krebszelle, durch Vitamin B17 hat ebenso den Effekt, dass die eingekapselten Parasiten frei gegeben werden. Diese Belastung kann ein stark belasteter Körper nicht mehr kompensieren!

An diesem Beispiel können wir erkennen, dass auch beim Einsatz sogenannter biologischer Krebskiller eine Sanierung vorangesetzt werden muss.

Verabschieden Sie sich also von den versprochenen Wundermitteln, welche bei vielen

Therapeuten werbewirksam eingesetzt werden. Selbstverständlich haben wir außerordentlich wirksame, biologische Krebskiller, welche wir auch sinnvoll einsetzen können und sollten, aber diese biologischen Krebskiller gehören definitiv erst nach einer Grundsanierung in eine ganzheitliche Krebstherapie. Hierbei sind natürlich die biologischen Krebsmittel ausgeschlossen, deren Ansatz nicht der Tumor selbst, sondern die Milieuverbesserung fokussiert.

Nehmen Sie Abstand, den Tumor als Ursache der Krebserkrankung zu definieren, denn wie Sie jetzt hoffentlich nachvollziehen können, ist der Tumor nicht die Krebserkrankung!

Sanierung der Entgiftungsorgane
Damit unser Körper gesund und vital bleiben kann, müssen wir unsere Entgiftungsorgane pflegen und unterstützen. Ist es bereits zu schweren oder chronischen Krankheitsbildern gekommen, sollte das Stützen der Entgiftungsorgane jeglicher Therapie voran gestellt werden, sonst würde es, ganz gleich ob auf schulmedizinische- oder natürlicher Ebene, zu einer lebensbedrohlichen Überlastung kommen.
Es stellt sich natürlich die Frage, wie kann ich die bereits belasteten Entgiftungsorgane auf schonende Weise sanieren. Hierzu möchte ich die einzelnen Entgiftungsorgane nacheinander

besprechen um Ihnen zumindest einen überschaubaren Ansatz auf dem Weg zur Heilung zu eröffnen.

Im Darm sitzt der Tod

Ein durch Krebs gezeichneter Körper ist geschwächt und braucht Nahrung. Nicht umsonst spricht man bei der Krebserkrankung von einer auszehrenden Erkrankung. Hierbei geht es nicht darum, dass der Patient untergewichtig ist, sondern es ihm an lebensnotwendigen Nährstoffen fehlt. Wichtige Energie- und Vitalstoffreserven sind in der Regel aufgebraucht. An dieser Stelle greifen viele Therapeuten und Betroffene zu hochdosierten Multivitaminpräparaten. Aber was macht der Jäger der nicht sehen kann, er schießt mit Schroth auf Spatzen.

Das mag in manchen Bereichen zu anfänglichen Teilerfolg führen, aber auch nicht mehr. Die Wahrheit ist, dass der Patient überhaupt erst wieder in die Lage überführt werden muss, Nährstoffe zu verwerten. Bei einem geschädigten Milieu, welches auch die Darmschleimhaut betrifft, können wir größte Dosen an Vitalstoffe zu uns nehmen und dennoch ungenutzt ausscheiden. Stellen Sie sich einen seit Jahren verdorrten Boden vor, welcher derart trocken und ausgelaugt ist, dass nichts mehr auf ihm gedeihen kann. Jetzt führt man

diesem Boden in kürzester Zeit, große Mengen an Wasser zu. Was wird passieren?
Nichts was dem Boden zuträglich ist. Die Oberfläche ist überhaupt nicht in der Lage das zugeführte Element aufzunehmen. Es wird ungenutzt abfließen und maximal kleinste Mengen werden ohne großen Effekt versickern. Ebenso verhält es sich in unserem Darm. Wie soeben schon besprochen findet eine Milieuverschiebung überall im Körper statt, auch innerhalb der Darmflora ist das nicht anders. Der Darm, also die Darmschleimhaut nicht einzubeziehen, wäre fatal, denn der Darm spielt eine wesentliche Rolle innerhalb der Therapie. Ein gestörtes Darmmilieu verliert nicht nur die Fähigkeit lebenswichtige Nährstoffe zu resorbieren, sondern auch ausscheidungspflichtige Substanzen auszuscheiden, die Bekämpfung von Krankheitserregern und die Rückresorption von Wasser.
Hier haben wir auch wieder den direkten Zusammenhang zwischen dem innen liegenden Darm und der äußeren Haut. Die Darmschleimhaut ist jedoch alles andere, als nur eine Haut, welche ein Außen von einem Innen trennt. Ebenso wie es sich bei unserem äußeren Hautbild auch nicht nur um eine einfach Hülle handelt. Innerhalb der Darmschleimhaut finden wir Bildungsdrüsen für Darmsäfte, Enzyme, Zellen, welche wichtige Nährstoffe aufnehmen und ins Blut abgeben.

Außerdem wird ein Großteil der Flüssigkeiten durch die Eindickung des Stuhls wieder dem Körper zurückgeführt. Damit all diese Vorgänge richtig funktionieren können, muss die Darmschleimhaut intakt sein. Sie muss die Fähigkeit besitzen nützliche Stoffe in den Körperkreislauf zu entlassen und Schadstoffe mit dem Stuhl auszuleiten. Wird die Darmschleimhaut jedoch durch ein allgemein saures Milieu immer durchlässiger, so können auch große Zellstrukturen, wie körpereigene pathogene Mikroorgansimen, Parasiten und toxische Stoffe, wieder in den Körperkreislauf zurückgelangen. Ist unsere Darmschleimhaut geschädigt, versagen nach und nach, die für uns wichtigen Verdauungskreisläufe. Die Darmwand wird durchlässig für all die Krankheitserreger und toxischen Stoffe, welche eigentlich hätten abgeführt werden sollen und somit wieder dem Körperkreislauf zugeführt werden. Es kommt zu einer permanenten Rückvergiftung, aber auch zu Entzündungsherden, Verpilzungen und letztlich dem Untergang der natürlichen Darmflora. Fäulnisprozesse im Darm, werden durch Kohlehydrat- und eiweißreiche Kost dann noch zusätzlich verstärkt.

Therapie des Darms:
Bevor wir mit einer Neubesiedelung der Darmflora beginnen können, muss der Darm umfänglich gereinigt werden. Eine Darmsanierung sollte mehr

beinhalten, als eine kostenintensive Neubesiedelung mit Darmbakterien, wie wir sie kennen. Im Kern unterscheidet sich die Darmsanierung eines Krebspatienten nur wenig von der Darmsanierung eines nicht an Krebs Erkrankten. Ein Punkt, welcher von einer allgemeinen Darmsanierung abweicht, aber immens wichtig ist, möchte ich hier ansprechen:
Während der Therapeut, bei ansonsten von Krebs unbelasteten Patienten mit Quellmitteln wie Flohsamenpulver den Darm vorreinigen kann, muss beim Krebspatient auf solche Quellsubstanzen, sicherheitshalber verzichtet werden. Hauptgrund ist die Gefahr, dass es bereits in verschiedenen Darmabschnitten zur Tumorbildung gekommen ist, welches ein Passagehindernis bedeuten würde. Ein Quellmittel wäre hier kontraindiziert. Sofern keine bildgebenden Befunde des Darms vorliegen, werden keine Quellmittel eingesetzt!
Die sicherste Lösung ist, eine Colon-Hydrotherapie zu veranlassen. In der Regel sollten drei Therapien in kurzem Zeitraum zur Anwendung kommen. Während der Ausspülenden Therapie, muss natürlich auf den Elektrolythaushalt geachtet werden und so sollte der Patient prophylaktisch Elektrolyt-Beutelchen nach jeder Behandlung zuführen. Erst wenn der Darm gründlich gesäubert ist, kann man mit einer Neubesiedlung von Darmbakterien beginnen. Hierbei ist darauf zu

achten, dass das gewählte Mittel über eine hochwertige Auswahl von Bakterien verfügt. Bei der Auswahl des geeigneten Lieferanten ziehe ich die folgende Zusammensetzung vor:

- Lactobacillus Sporgenes / ist sehr hitze-und säurebeständig und steigert das Immunsystem und fördert enzymatische Prozesse. Außerdem fördert er die Bildung rechtsdrehender Milchsäuren.
- Lactobacillus Reuteri / Hemmt das Wachstum pathogener Mikroorgansimen wie Bakterien, Pilze und Hefen, ohne die intakten Florabestandteile zu verringern
- Lactobacillus Acidophilus / Wir finden diesen natürlichen Bewohner unseres Verdauungstraktes oft auch als Zusatz in probiotischen Lebensmitteln, da er in der Lage ist Zucker in Milchsäure umzuwandeln. Eine wichtige Fähigkeit, denn Milchsäurebakterien schützen vor Candida albicans. Die schädliche Wirkung durch den Milchsäure bildenden L. Acidophilus ergibt sich durch den sich ergebenden niedrigen pH-Wert, welcher vielen schädlichen Bakterien und Pilze die Lebensgrundlage nimmt. Nicht zu vergessen ist, dass wir es hier um ein natürliches Antibiotika handelt, welches die Milchsäure durch die Bildung des Wirkstoffs Acidophilin dem Organismus zur Verfügung stellt. Für den Mensch völlig unschädlich, aber für gefährliche Krankheitskeime eine tödliche Gefahr.

- Lactobacillus Plantarum/ können wir nicht nur im Darm, sondern auch im Speichel nachweisen. Er ist ein Träger eines der größten Genome aller Milchsäurebakterien. Durch seine Fähigkeit sogar Proteine zu spalten, hat es wohl auch eine verdauungsunterstützende Wirkung bei der Eiweißverwertung. Auch hier finden wir einen natürlichen Schutz gegen pathologische Mikroorgansimen. Eine besondere Fähigkeit liegt darin, dass L. Plantarum, H2O2 mittels einer besonderen Manganverbindung bildet und somit die Fähigkeit erlangt freie Radikale in Wasserstoffperoxid umzuwandeln.
- Lactobacillus Infantis / Bei Säuglingen, die noch auf natürliche Weise gestillt wurden, zählt dieses Bakterium zu den häufigsten Bewohnern der Darmflora und zählt somit zu den ersten Bifidobakterien der kindlichen Darmflora. Durch die Fähigkeit der schnellen Vermehrung haben wir hier eine wichtige Schutzfunktion des Säuglings, bevor die Immunabwehr voll ausgebildet ist. Diese Fähigkeit leitet sich auch bereits aus dem Namen >Infantis/ Infans< (Kleinkind) ab. Neben der schützenden Wirkung vor Krankheitserregern, ist er auch an der Verdauung beteiligt. Eine sehr wichtige Aufgabe, liegt jedoch vor allem in der Fähigkeit B-Vitamine, Folsäure und Niacin zu bilden.
- Bifidobakterium Longum / auch hier finden wir einen lebensnotwenigen Helfer gegen pathologische Eindringlinge. Neben dieser

Funktion, ist B.Longum aber auch an der Bildung von Vitaminen beteiligt. Auch dieser Vertreter gehört zu den ersten schützenden Darmbakterien des gestillten Kindes.

• Lactobacillus Casei/ zählt zu den widerstandsfähigsten Besiedlern unseres Körpers, da er sich in verschiedenen pH- Werten und Temperaturen wohl fühlt. Auch dieser Vertreter hat bei der Verdauung von Proteinen und somit der Freisetzung wichtiger Aminosäuren eine seiner Hauptaufgaben.

• Lactobacillus Rhamnosus / Neben dem natürlichen Schutz innerhalb des Darmsystems, finden wir hier auch beachtliche Schutzmechanismen gegen Krankheitserreger im Urogenitalsystem und den Geschlechtsorganen. Bei Kindern konnte man einen Infektionsschutz innerhalb des Atemtraktes beobachten. In einigen Arzneimitteln gegen Durchfallerkrankungen, wird gezielt L. rhamosus beigefügt. Im Gegensatz zu anderen, kommt er nicht immer als Dauerbewohner im Darmmilieu vor, sondern nur phasenweise.

• Lactobacillus Reuteri / produziert die Substanz Reuterin (nach dem Entdecker Gerhard Reuter 1960er Jahre), welche auf eine Vielzahl von Bakterien, Hefen und Pilze einen wachstumshindernden Einfluss hat. Besonders Wirkungsvoll zeigte er sich im Einsatz gegen den E.Coli Erreger.

- Bifidobakterien Breve / Immunstärkend und besonders wirkungsvoll bei Durchfallerreger und Scheidenpilzen. Die erste Schluckimpfung des Säuglings erfolgt während dem natürlichen Geburtsvorgang durch die Passage der Scheidenschleimhaut. So wird das Neugeborene Kind auf natürliche Weise mit Schutzbarrieren besiedelt. Neben dem natürlichen Geburtsvorgang, enthält jedoch auch die Muttermilch ebenso die wichtigen Bakterien.
- Bazillus Coagulans / ist ein vorübergehender Darmbewohner, welcher sich von Proteinen und Kohlehydraten ernährt. Seine Aufgabe liegt unter anderem auch darin, das allgemeine Darmmilieu im Gleichgewicht zu halten. Er stärkt das allgemeine Immunsytem und wirkt antientzündlich. Außerdem wird er auch als Mittel gegen Durchfall (auch bei Säuglingen), Reizdarm, Lactoseintoleranz, viralen Infektionen, in der Mundgesundheit (Aphten, Karies, Zahnfleischentzündungen, eingesetzt.

Eine solche Darmsanierung, sollte auch außerhalb einer Krebstherapie immer zweimal jährlich ausgeführt werden, einmal im Frühling und dann wieder im Herbst.
Selbstverständlich läuft parallel immer schon die Nahrungsumstellung zur Darmsanierung und unterstützt so die Neubesiedlung von Anfang an.
Eine Darmsanierung kann nur ein bestmögliches Ergebnis erbringen, wenn dem Körper gleichzeitig

hochwertige Nahrungslieferanten zugeführt werden und gleichzeitig darauf geachtet wird, auf gesundheitsschädigende Nahrungsmittel und Zusätze zu verzichten. Mit anderen Worten: eine Darmsanierung ist auch zeitgleich eine Körpersanierung in welcher man bewusst schädigende Lebensmittel und Genussmittel ausschließt und gleichzeitig den Körper mit heilenden und aufbauenden Nahrungsmitteln unterstützt, wieder in das richtige Gleichgewicht zu gelangen.

Lebersanierung:
Eine Leberentgiftung und Sanierung beginnt selbstverständlich ebenso mit der Ernährungsumstellung. Wichtig ist, dass sowohl der Patient, wie auch der Therapeut von standardisierten Diäten Abstand nehmen. Viele Patienten, aber auch Therapeuten glauben es genügt ein Lebermittel einzunehmen. Der Hauptfokus ist jedoch die Leber zuerst einmal von allen unnötigen Belastungen zu befreien, wie:
- Alkohol
- Medikamentenmissbrauch
- Fettreiche Ernährung
- Tierische Eiweiße
- Minderwertige Kohlehydrate
- Bakterien
- Parasiten
- Pilze

- Lebensmittelzusatzstoffe
- Mangel an natürlichen Bitterstoffen
- Säureüberschüssige Nahrungsmittel

Alleine die Beachtung dieser Hinweise hilft der Leber, in ihrer Regeneration. Die Leber verfügt über enorme Regenerationsfähigkeit. Hierzu benötigt sie jedoch mehr als eine kurze Verschnaufpause. Nur die kontinuierlichen Leberkurinhalte, können die Leber auch auf lange Sicht so sanieren, dass sie wieder ihren Aufgaben, insbesondere bei Krebs, innerhalb der Verstoffwechselung ausscheidungspflichtiger Stoffe, nachkommen kann.

Neben der vorangegangenen leberschonenden Lebensweise, gibt es in der Natur eine Vielzahl von Helfern, welche wir bei der Lebersanierung einsetzen können und sollten. Auch hier ist es mir wichtig, die Betroffenen wieder näher zur natürlichsten Form der Therapie zu lenken. Sicherlich gibt es ein breites Angebot an Medikamenten, welche die Leber stützen können, aber in der Naturheilkunde sollte der natürlichste Lieferant immer die erste Wahl sein. Im Folgenden habe ich Ihnen natürliche Lieferanten zusammengestellt:

30g Schöllkraut
20g Benediktenkraut

Durchmischen Sie den Tee gut und füllen Sie ein Teesieb. Das ganze übergießen Sie mit 500ml kaltem Wasser und lassen den Auszug über Nacht (mindestens 10 Stunden) stehen. Am Morgen lassen Sie die Menge von ca. zwei großen Tassen 5 Min. bis zum Siedepunkt ziehen.
Trinken Sie davon zwei große Tassen am Tag vor den Malzeiten.
Die Tee-Kur maximal 6 Wochen durchgängig anwenden. Nach einer Unterbrechung von zwei Wochen, können Sie die Kur wiederholen.

Infobox:
Lieferanten für Lebertees
30g Löwenzahn
30g Mariendistel
20g Artischocke
30g Erdrauch

Infobox:
Leberstärkende Lebensmittel

Löwenzahn:
Der Löwenzahn gehört zu den wenigen Heil- und Küchenpflanzen, welche schon fast jedes Kind kennt. Er gehört zu den Korbblütlern und enthält einen hohen Anteil an Bitterstoffen. Gerade diese Bitterstoffe, macht ihn für die Leber so wertvoll, denn in unseren kultivierten pflanzlichen Nahrungsmittellieferanten, finden wir diese kaum noch. Kontinuierlich werden Bitterstoffe aus

pflanzlichen Lebensmitteln herausgezüchtet, um sie für den Endverbraucher schmackhafter zu machen.

Inhaltsstoffe:
- Vitamine
- Cholin
- Bitterstoffe
- Mineralien
- Inulin

Im Frühjahr, noch bevor der Löwenzahn seine orangegelben Blüten trägt, kann man die gezackten Blätter, als Salat essen.

Wenn es zum Blütenstand gekommen ist, kann man aus den Blütenköpfen einen schmackhaften Löwenzahnsirup herstellen (Das Rezept finden Sie in den Büchern nach Maria Treben).

Im Tee, wird praktisch die ganze Pflanze, bis hin zur Wurzel verwendet.

Nierenstärkung:
Die Nieren haben eine Schlüsselfunktion innerhalb des Wasser- und Elektrolythaushaltes. Eine wesentliche Rolle spielt die Niere jedoch auch in der Ausscheidung harnpflichtiger Substanzen und somit in der Entgiftung unseres Körpers. Ohne das ausgeklügelte Filtersystem, wären wir nicht in der Lage unser Blut von Schadstoffen und

Stoffwechselprodukte zu reinigen. Während des Zeitraums eines einzigen Tages, wird unser komplettes Blut einmal durch diese Filteranlage gepresst, und so gereinigt wieder dem Körperkreislauf zugeführt. Dabei entstehen täglich ca. 1500ml Urin. Es gibt eine Vielzahl von Erkrankungsbildern, welche die Ausscheidung harnpflichtiger Substanzen einschränken. Umso wichtiger ist es, die Niere in Ihrer Funktion zu unterstützen, damit diese wichtige Filteranlage wieder ihrer Arbeit umfänglich nachkommen kann.
Ebenso wie bei der Leber, muss auch die Niere mit großer Achtsamkeit entlastet und unterstützt werden.
- Trinken Sie täglich zwischen 1,5-2,0l natürlicher Flüssigkeit. Hierbei ist stilles Wasser immer zu bevorzugen. Austreibende Flüssigkeiten, zählen nicht zum natürlichen Flüssigkeitslieferanten.
- Beachten Sie, dass pathologische Blutdruckwerte immer auch eine negative Wirkung auf die Nierenleistung hat
- Achten Sie auch auf Ihren Blutzuckerspiegel, denn ein nicht eingestellter Diabetes schädigt die Niere nachhaltig und beeinflusst somit die Entgiftungsfunktion
- Vorsicht auch bei Dauermedikationen oder Schmerzmittelmissbrauch. Viele Medikamente schädigen die Nieren massiv und es sollte immer darauf geachtet werden, dass sich die Einnahme

verschiedener Medikamente in ihren Nebenwirkungen, enorm verstärken können
- Natürlich sind auf Genussgifte wie Alkohol und Nikotin bei einer Entgiftung, gleich welchen Entgiftungsorganes, zu verzichten

Auch für die Niere gibt es so manches Kräutlein, welches wir in Teerezepturen verwenden können.

Infobox:
Lieferanten für Nieren- Tees
30g Brennnessel
30g Goldrute
20g Bärentraube
20g Hauhechel
Tasse am frühen Mittag

Einen Esslöffel, der gut durchmischten Kräutermischung auf eine große Tasse. Die Mischung mit kochendem Wasser aufgießen und ca. 10 Minuten ziehen lassen. Eine Tasse voll, schluckweise trinken.

Bitte beachten Sie, dass dieser Tee eine ausschwemmende Wirkung hat. Achten Sie daher auf eine ausreichende Zufuhr von Elektrolyten.

Auch hier gilt, wie bei allen Tee-Kuren, nicht länger als 6 Wochen durchgängig anwenden.

Achtung: In der Schwangerschaft können ausschwemmende Wirkstoffe zu verfrühten Wehen führen!

Hautentgiftung:

Die Umschreibung der Hautentgiftung trifft es für die meisten Menschen nicht auf einen verständlichen Punkt. Im Grunde spricht man hierbei von einem Ausleiten von Giften und Schlackenstoffen. Die Haut und unser gesamtes Körpermilieu, stehen in einem festen Zusammenhang. Besonders der Darm und dessen gestörtes Milieu, spiegeln sich nur allzu oft in unserer Haut. Bevor ich jedoch hierauf näher eingehen werde, möchte ich auch auf die Gefahr hinweisen, dass wir über unser Organ Haut nicht nur Gifte und Schlacken ausleiten können, sondern leider auch täglich ungewollt aufnehmen. Alles was mit unserer Haut in gelöster oder lösbarer Form in Kontakt kommt, kann auch transdermal aufgenommen werden. Innerhalb der Kosmetik- und Medizinindustrie wird dieser Umstand schon seit Jahrzehnten genutzt. Leider glauben immer noch sehr viele Konsumenten, dass es sich hierbei um gesunde oder wertvolle Substanzen handelt, welche lediglich mit dem oberen-und maximal den unteren Hautschichten in Kontakt kommen. Leider ist dies jedoch nicht der Fall. Diese Stoffe sind in den meisten Fällen in der Lage bis in unser Lymphsystem und somit praktisch in den ganzen Körper zu gelangen. Hierbei sind besonders Trägerstoffe und chemische Zusätze, aber auch Aluminium kritisch zu betrachten. Auch medizinische Salben, welche laut Werbung direkt vor Ort wirken sollen, belasten unseren gesamten

Körper. Ein breitgefächertes Thema eröffnet sich uns, welches wir hier in diesem Fachbuch nicht ausreichend vertiefen können. Wichtig ist in erster Linie, dass uns bewusst ist, dass unsere Haut unter bestimmten Bedingungen auch ebenso eine Eintrittspforte für toxische Stoffe und Erreger sein kann.

So gestaltet sich die Therapie der Hautentgiftung letztlich ebenso wie bei den vorangegangenen Entgiftungsorganen. Hier ist ein Einstellen aller chemisch aufbereiteter Kosmetika, sowie fragwürdiger medizinischer Salben eine Grundvoraussetzung wieder ein gesundes Hautmilieu zu entwickeln.

Damit wir über unsere Haut toxische Stoffe ausleiten können, welche wir zum Beispiel über die Leber oder auch die Lunge nicht ausleiten können, haben wir verschiedene Möglichkeiten.

Eine sehr effektive Möglichkeit ist es, unter einer gleichzeitigen Zufuhr von natürlichen Flüssigkeitslieferanten, ein starkes Schwitzen zu provozieren. Dies können wir mittels täglicher körperlicher Bewegung erreichen. Sport, aber auch körperliche Arbeit kann hierbei ebenso unterstützend beitragen, wie der regelmäßige Besuch in einer Sauna.

Unser Körper zeigt uns innerhalb eines Fieberschubes, wie hilfreich es, ist die Körpertemperatur kurzzeitig zu erhöhen. So

bekämpft der Körper, hitzeempfindliche pathogene Mikroorgansimen.
Bringen wir unseren Körper richtig ins Schwitzen, nutzen wir unser größtes Organ, welches auch als dritte Niere bezeichnet wird, giftige Substanzen einfach auszuschwitzen. Diese Möglichkeit ist nicht zu unterschätzen, denn sogar Schwermetalle können auf diesem Weg ausgeleitet werden. Unsere Haut muss einigen äußeren Angriffen standhalten wie:
- Kälte
- Hitze
- Strahlen
- Äußere Traumen
- Chemische Einflüsse
- Mikroorganismen
- Dehydration

Bevor wir uns mit dem Gedanken tragen, über die Haut zu entgiften, sollten wir vor allem für eine gesunde Hautflora sorgen. Wie immer, ist die erste Maßnahme eine weitere Schädigung des Entgiftungsorganes zu unterbinden.
Fakt ist, ein gesundes und glattes Hautbild, erreichen wir nicht durch teure Cremes! Im Gegenteil, oft verschlechtern Sie das Hautbild und fördern zusätzliche Entzündungsprozesse. Unsere Haut ist das Spiegelbild unseres Zellstoffwechsels. Vitaminmangel, ein Flüssigkeitsmangel, toxische Stoffe und ein gestörtes Milieu, zeigen sich in einem schlechten Hautbild und in Kombination zu

allen anderen Entgiftungsorganen, welche entgleist sind, auch in Hauterkrankungen. Über eine solche Haut können wir praktisch nicht mehr entgiften.

Infobox:
Zur Förderung der natürlichen Hautentgiftung, müssen äußere wie auch innere begünstigende Missstände behoben werden. Wir müssen verstehen, dass unsere Hautfeuchtigkeit von innen und nicht von außen herangeführt werden muss. Eine trockene Haut ist die Folge von Flüssigkeitsmangel, Vitaminmangel, Mineralstoffmangel und einem Zuviel an Pflegemittel, welche den Säureschutzmantel der Haut zerstören.
Eine Entgiftung der Haut erfolgt bei einem gesunden Hautbild über die Schweißdrüsen. Allerdings muss ich hier ganz klar betonen, dass sich nur ein Minimum der sich tatsächlich im Körper befindlichen Gifte, über die Schweißdrüsen Ausleiten lassen. Bei schweren Erkrankungsbildern, wäre ein Entgiftungsverfahren ausschließlich über die Haut wenig sinnvoll.

Lunge entgiften durch Belüften
Ich habe an dieser Stelle bewusst nicht Lungenentgiftung, sondern Lunge entgiften genommen. Gerade in Bezug auf die Krebsentstehung und die Häufigkeit des Lungentumors, bedarf es einer intensiven und

detaillierten Definition. Ebenso wie bei der Haut, ist es wenig sinnvoll bei der Ausleitung toxischer Stoffe allgemein über das Entgiftungsorgan Lunge zu gehen. Zuerst einmal möchte ich auf das ewig leidige Thema eingehen, warum auch Nichtraucher an Lungenkrebs erkranken und so mancher Kettenraucher bis ins hohe Alter nicht an Lungenkrebs erkrankt.

Krebs ist ein multiples Geschehen des gesamten Körpers und spielt sich nie ausschließlich in einem bestimmten Organ ab. Ob und wo letztlich ein Tumor als erstes in Erscheinung tritt, steht in enger Abhängigkeit davon, ob generell im gesamten Körper ein krebsfreundliches Milieu vorherrscht und ob ein Organ bereits durch eine Vorschädigung zu einem chronischen Heilungsverlauf geführt hat. Hinzu kommt, inwieweit Stimulanzien, wie Hormone vorhanden sind. Es ist durchaus möglich, dass ein Raucher insgesamt über ein ausgeglicheneres Körpermilieu verfügt, als ein Nichtraucher. Einen weiteren wichtigen Punkt müssen wir auch darin sehen, inwieweit hormonelle Störungen vorliegen, wie hoch eine pathogene Belastung durch Mikroorganismen ist, und wie stabil die Hauptentgiftungsorgane ihrer Entgiftungsarbeit nachkommen können. Außerdem, kommen wir neben dem aktiven Rauchen auch täglich mehr oder minder mit Schadstoffen in Berührung, welche wir nur selten aktiv wahrnehmen. Wohngifte und Arbeitsgifte, sind oft eine weit größere gesundheitliche Bedrohung, als die äußere Umwelt, denn wir halten uns zu 90% des Tages, in geschlossenen Räumen auf. Ein weiterer wichtiger Punkt ist das richtige Atmen und somit die richtige Belüftung der Lunge. Wer körperlich wenig aktiv oder psychisch gestresst ist, atmet zunehmend flacher und somit kommt es zu einer mangelnden Belüftung der Lunge. Wichtig ist auch das ausreichende Vorhandensein von Körperflüssigkeit. Damit Sie verstehen was ich damit meine, möchte ich ein kleines therapeutisches Beispiel einbeziehen, was diese Aspekte miteinbezieht.

Patientenfall Februar 2015

Kind, männlich 11 Jahre mit vorgeschädigter Lunge (Asthma bronchiale) hat eine Bronchitis. Leichte Temperatur über drei Tage und Stockschnupfen. Ein Umstand, welcher noch vor ein paar Jahren zu einer Lungenentzündung geführt hätte. Innerhalb der ersten 1 ½ Lebensjahre, hatte der Junge eine einseitige Lungenentzündung mit stationärem Aufenthalt. Dort erhielt er hohe Dosen Antibiotika.

Im aktuellen Fall der Bronchitis wurde ausschließlich wie folgt therapiert:

3-mal täglich Spitzwegerich Tee mit einem großen Löffel Fenchel Honig und Vitamin C

Ausreichende Zufuhr von stillem Wasser und frischem Früchtesaft.

1-mal täglich wurde in den Früchtesaft Zeolith eingerührt.

3-4-mal täglich wurde der obere Rücken bis Rückenmitte mittels einer angepassten Klopftechnik für fünf Minuten abgeklopft, was zur sofortigen Lösung von zähflüssigem Sekret und einem Abhusten desselben führte. Innerhalb von 6 Tagen war nur noch der Schnupfen da, welcher jedoch gut abfloss und die Atmung nicht mehr behinderte, die Lunge war komplett frei. Der Allgemeinzustand war während der gesamten Zeit der Erkrankung, deutlich stabil.

In der Regel kann eine Bronchitis mehrere Wochen bestehen und somit zu einem deutlichen Krankheitsgefühl führen. In diesem Fall bestand praktisch keine Beeinträchtigung.

Therapieschwerpunkt:
Ich habe die Atemwege und vor allem die Schleimhäute, durch eine ausreichende Flüssigkeitszufuhr in ihrer natürlichen Funktion unterstützt. So konnten sich pathogene Mikroorganismen bei weitem nicht so ausbreiten, wie es bei trockenen Schleimhäuten der Fall ist. Die Sekret lösenden natürlichen Mittel und die Klopftechnik haben dafür gesorgt, dass die tief sitzenden Sekrete sich lösen konnten, und abtransportiert werden konnten. Eine vitaminreiche Ernährung sorgte für ein funktionierendes Abwehrsystem und einen ausgeglichenen Säure-Basen- Haushalt. Das akute Stadium der Bronchitis

konnte in kurzer Zeit, ohne Zugabe von Medikamenten, ausgeheilt werden und es entwickelte sich in Folge auch keine chronische Bronchitis. Wir haben nichts weiter getan, als den Körper dabei zu unterstützen, seine Selbstheilungskräfte zu mobilisieren. Sicherlich stellen Sie sich gerade die Frage, was hat denn jetzt eine Bronchitis mit Lungenkrebs zu tun.
Was hier im Atmungstrakt geschehen ist, kann überall im Körper geschehen. Es kommt zu entzündlichen Prozessen, welche ausgeheilt werden oder im schlimmsten Fall zu chronischen und wiederkehrende Prozessen führt. Überall dort, wo solche chronischen Prozesse, über viele Jahre und Jahrzehnte stattfinden, haben wir einen möglichen Ansatzpunkt für einen Primärtumor. Dabei ist es zuerst einmal nicht wichtig ob diese chronischen Entzündungsprozesse durch eine Überflutung mittels pathogener Mikrorgansimen, oder durch toxische Stoffe entstanden sind. Der Ort wo der Tumor erstmals auftritt, zeigt nur den punktuellen Ort innerhalb des gesamten Organismus, der im Vergleich am meisten belastet ist. Er ist jedoch nicht der Ort der Krebsentstehung, er ist der Ort der Tumorentstehung, Krebs aber finden wir im gesamten Körpermilieu.

Blut- und Lymphsystem:
Wir können das Blut- und Lymphsystem, als flüssiges Organ bezeichnen, welches

verschiedenste Substanzen durch unseren Körper transportiert. Darunter befinden sich lebensnotwendige Nährstoffe, Sauerstoff und sogenannte Ur-Symbionten, welche aktiv in einem engen Verhältnis zur Entgiftung stehen. Als Transportorgan sind jedoch sowohl Transport wie auch Abtransport gemeint. Alles was wir unserem Körper zuführen spiegelt sich letztlich auch in unserem Blut. Leider bleiben so manche Hinweise auch der Laboruntersuchung des Blutes lange Zeit verborgen. Ein Beispiel wären die pathogenen Mikroorganismen, welche noch immer fälschlicher Weise, als von außen übertragene Angreifer, definiert werden. Im gesunden Körper und Blutmilieu sind es Ur- Symbionten, welche wir seit unserer Geburt in uns tragen. Als Symbionten leben sie als wichtige Helfer in unserem Organismus. Kommt es jedoch zu einer chronischen Milieuentgleisung, startet ihr Überlebensmechanismus. Ich hatte zu einem früheren Kapitel bereits dieses Thema angeschnitten. In einem solchen Überlebensmechanismus sind diese zuvor nützlichen und ungefährlichen Symbionten in der Lage, eine sogenannte Aufwärtsentwicklung zu starten. Sie entwickeln sich zu Viren, Bakterien und Pilzen. Kurzen Entgleisungen, kann unser Immunsystem standhalten, kommt es jedoch über eine Lage Zeit zu einer chronischen Verschlechterung des Milieus, reicht das normale

Immunsystem nicht mehr aus, bzw. ist unser Immunsystem nicht mehr funktionell. Auch die Entgiftungsorgane werden zunehmend Insuffizient, bis letztlich der Heilungs-Trophoblast aktiv wird.
Der Tumor ist geboren!

Wenn sie kein Kapitel übersprungen haben, wird immer verständlicher, dass nicht der Tumor die Krebserkrankung ist, vielmehr ist die absolute körperliche Entgleisung das, was wir als Krebs bezeichnen könnten. Der Tumor ist das Produkt dieser Entgleisung und zugleich erhält er, als letzte Heilungsbarriere, seine physiologische Bestimmung im Heilungsgeschehen des Körpers aufrecht. Solange die Krebstherapie den Hauptfokus auf die Zerstörung dieser letzten Schutzbarriere richtet, wird die Zahl der Krebstoten stetig ansteigen. Wenn wir nicht lernen wie notwendig es ist, das innere Milieu in einem dauerhaften Gleichgewicht zu halten, wird die Zahl der Neuerkrankungen an Krebs und Stoffwechselerkrankungen nicht mehr zu stoppen sein!

Psycho-Onkologischen Instrumente
Es gibt sowohl in der Psychologie, wie auch in der Psycho-Onkologie eine breitgefächerte Auswahl an Therapieansätzen. Ich möchte in diesem Buch die Instrumente beschreiben, welche ich in meiner Praxis selbst zur Anwendung brachte. Dies soll jedoch nicht den Eindruck erwecken, dass ich mich

allen anderen verschließe. Vielmehr habe ich mich auf wenige, aber wirkungsvolle Herangehensweisen spezialisiert, welche sich bisher bei meinen Patienten insgesamt auch außerhalb der Krebstherapie bewährt haben.
Gerade in der Trauma-Arbeit stoßen sowohl der Therapeut, wie auch der Betroffene selbst, immer wieder an scheinbar unüberwindbare Grenzen und Blockaden. Den Königsweg aber gibt es nie, und je nach Situation und Umfang ist und bleibt gerade die Psycho-Onkologie ein sich ständig verändernder Prozess, innerhalb des Heilungsweges. Hier ist der Therapeut gefordert, von einem starren Chema abzuweichen und sich sensibel auf den Patienten einzustimmen, ohne die therapeutische Führung dabei aufzugeben. Dabei ist es nicht unbedingt notwendig, alle Instrumente zu beherrschen, aber die, welche man anwendet, sollte man sicher einsetzen können. Neben den eigenen Therapieansätzen ist es auch notwendig weitere Impulse zu setzen, auf welche ich am Ende dieses Kapitels noch zu sprechen komme.

Die Gesprächstherapie
Der Begriff >Gesprächstherapie< hat sich innerhalb der letzten Jahrzehnte scheinbar verschlissen und verblasst neben Begriffen wie Coaching oder Supervision, geradezu. Aber lassen wir uns dieses Instrument doch etwas genauer betrachten. Aus eigener therapeutischer Erfahrung musste ich in

den letzten Jahren feststellen, dass immer mehr Menschen verlernt haben, was ein richtiges Gespräch überhaupt ist. Es bedarf einer enormen Anstrengung Patienten dahingehend zu ermuntern, offen über sich zu sprechen. Dabei geht es inhaltlich nicht einmal um ein traumatisches Erlebnis, sondern vielmehr darum, eine Vertrauensbasis zum Patienten aufzubauen, welche erst in einem späteren Abschnitt einen Zugang zu tiefen Traumen ermöglichen soll. Meine Beobachtung innerhalb von Familien, Paaren und Freundeskreisen zeigen meist das gleiche Bild: der Mensch hat verlernt Probleme, Sorgen, Ängste und Wünsche offen auszusprechen, aber auch zuzuhören und interessiert nachzufragen.

Umso schwieriger gestalten sich meist für Betroffene in der Therapie, neben dem Krebsgeschehen auch die Psyche und deren Beitrag an der Erkrankung, aber auch am Heilungsgeschehen, wahrzunehmen. Während im ersten Gespräch noch meist eine große Zurückhaltung vorherrscht, lösen sich erste Berührungsängste innerhalb des Dialoges. Hier ist es wichtig nicht direkt in die Tiefe zu gehen, sondern aus der momentanen Ist-Situation heraus zu agieren. Innerhalb der Familien- und Sozialanamnese kann ich bereits einige Einblicke bekommen. Im direkten Gespräch gehe ich an den Stellen in die Tiefe, bei denen noch Klärungsbedarf besteht. Solche Gespräche werden nie bis zur

Schmerzgrenze geführt, sondern nur so tief, bis man eine erste Abwehr erkennt. Hierbei ist nicht nur das, was der Patient antwortet entscheidend, sondern auch seine Körperhaltung und Mimik.
Kommt es zu einer erhöhten Gegenwehr im Gespräch, was eine mangelnde Öffnung zur Folge haben wird, vereinbare ich mit dem Patienten, einen kleinen Test zu machen. In diesem Test begeben wir uns, in einer Art Rollenspiel, in welchem der Betroffene die Rolle irgendeiner Person aus dem Bekanntenkreis spielen soll. Ich übernehme die Rolle des Patienten. Nun fordere ich den Patienten auf mich so zu begrüßen, wie man dies üblicherweise vorfindet.
Beispiel:
(Patient in der Rolle des oder der Bekannten)
„Hallo, schön dich zu sehen, wie geht es dir denn?"
(Therapeut, in der Rolle des Patienten")
„Ach, ganz gut und dir?"

Was ist hier geschehen?
Der Befragte geht scheinbar grundsätzlich erst gar nicht davon aus, dass der Gesprächspartner eine ehrliche und vor allem detaillierte Antwort erwartet. Solche Dialoge führen wir wöchentlich mehrmals. Es sind eher Begrüßungsfloskeln, die meist keine Tiefe zulassen und eher allgemeine Aussagen beinhalten.
Nun fordere ich den Patienten auf mir nochmals zu begegnen und mich ebenso zu begrüßen.

(Patient in der Rolle des oder der Bekannten)
„Hallo, schön dich zu sehen, wie geht es dir denn?"
(Therapeut, in der Rolle des Patienten")
„Im Augenblick geht es mir nicht all zu gut. Ich komme gerade vom Onkologen, man hat in der letzten Vorsorgeuntersuchung Brustkrebs festgestellt, aber auf der Straße lässt sich das schlecht vertiefen, hast du Zeit für einen Kaffee?"

(Patient in der Rolle des oder der Bekannten)
„Ach, das ist ja furchtbar. Leider bin ich auf dem Sprung, aber wir telefonieren!"
So, oder so ähnlich verlaufen solche Gespräche in der Mehrzahl der Fälle.
Dabei geht es gar nicht darum, dass es den Gesprächspartner nicht interessiert, oder Sie ihm gleichgültig sind, sondern darum, dass wir verlernt haben mit Stresssituationen offen umzugehen. Diese Reaktion bezieht sich jedoch nicht nur auf die Mitteilung >Ich habe Krebs<, sondern auf jede kleine- oder größere Unpässlichkeit, auf Eheprobleme, Geldsorgen, Arbeitslosigkeit usw. Es gibt einige Thesen, warum der Mensch sich immer weiter von den Problemen und Sorgen anderer Menschen distanziert, oder warum er seine eigenen Probleme erst gar nicht mehr ausspricht. Ich denke eine Ursache liegt zu einem großen Anteil darin, dass es kaum noch traditionelle Familienstrukturen

gibt. Die klassische Familienstruktur, oder das Mehrgenerationen- Wohnen, stirbt tatsächlich aus.

Laut Statistik ist jede fünfte Mutter alleinerziehend. Wo man früher noch Probleme am Abend im Schutz der Familie ansprechen und meist auch lösen konnte, bleiben aktuell viele Nöte unausgesprochen. Ich möchte hierzu ein kleines Erlebnis mit einer Patienten beschreiben, welches mich letztlich sehr nachdenklich stimmte.
Die Patientin hatte keinen Krebs, aber steckte in einer kleinen Lebenskrise. Sie kam zu mir um sich mit Reiki therapieren zu lassen und plante auch eine Ausbildung in Reiki, welche sie bereits viele Jahre zuvor begonnen hatte, fortzuführen. Sie kam über mehrere Monate und nach erfolgter Ausbildung beschloss ich, keine weitere Therapieeinheit mehr einzusetzen, da sie durch den Kurs in der Lage war den begonnenen Weg ohne therapeutische Hilfe weiter zu führen. Eines Tages rief sie mich an und fragte, ob sie am nächsten Tag in die Praxis kommen könne und ich räumte ihr einen frühen Termin ein. Ich war gespannt was sie zu mir führte, denn sie sah gesund aus und wirkte in keinster Weise therapiepflichtig. Sie setzte sich hin und meinte, sie wollte einfach mal mit jemandem darüber reden, dass es ihr mittlerweile richtig gut geht. Sie erzählte von den Kindern und dass die Maßnahmen, welche ich ihr geraten hatte, wunderbar gegriffen hatten,

und sie jetzt auch mehr Zeit für sich hätte. Sie plauderte und plauderte, dann sah sie auf die Uhr und legte mir lächelnd unseren üblichen Stundensatz hin, umarmte mich und rauschte davon. Ich musste mich etwas fassen als ich das Geld auf dem Tisch liegen sah, denn mir wurde bewusst, dass man mich soeben dafür bezahlt hatte, eine Freundin zu ersetzen, der man von seinem momentanen Lebensglück erzählen wollte. Sie brauchte keine therapeutische Hilfe, sondern einfach nur jemandem mit dem sie ihre Freude teilen konnte. Mich machte dieser Umstand sehr traurig, aber genau diese Dinge sehe ich tagtäglich. Wenn man aber nicht einmal mehr seine Freude mit seinem Umfeld teilen kann, wie ergeht es uns erst dann, wenn wir einen tiefen gesundheitlichen Schicksalsschlag erleben müssen?
So erklärt es sich auch, dass die meisten Patienten im Erstgespräch und auch im Folgegespräch eher zugeknöpft wirken. Hier habe ich zwei bewährte Möglichkeiten, welche ich in solchen Fällen einsetze, Reiki, oder die Aufstellungsarbeit.

Reiki-Therapie
Reiki ist eine alte japanische Methode, bei welcher der Patient durch das auflegen der Hände anhand eines festen Ablaufs, in einen Alphazustand geführt wird. Hintergrund ist die Ansicht, dass sich neben den Organen und den sichtbaren, sowie darstellbaren Kreisläufen, sogenannte Chakren

befinden. Diese Chakren (Rad, Kreis) sind Energiezentren, welche einen Einfluss auf die umliegenden Organsysteme einnehmen. So verbinden sie in der Reikiüberlieferung das körperliche, mit den Geistigen und somit auch mit der Psyche. Innerhalb traumatischer Erlebnisse kann es in diesen Chakren jedoch auch zu Blockaden kommen, welche über einen bestimmten Zeitraum einen direkten Einfluss, auf die umliegenden Organstrukturen einnehmen können. Der Grundgedanke bei der Reiki-Therapie ist es, diese Blockaden zu lösen und dem Körper somit zum einen, die Möglichkeit zu geben verdrängte Erlebnisse nochmals zu reflektieren, zu lösen und dadurch zum zweiten, dem Körper die Möglichkeit zu eröffnen seine Selbstheilungskräfte zu mobilisieren.

Mein stärkstes Erlebnis mit Reiki, war meine dritte Patientin. Ich war noch eine ganz unerfahrene Reiki- Therapeutin und ich denke ich habe gerade in dieser Zeit meine besten Erfolge erzielt, weil ich noch nicht zu sehr hinterfragt habe. Wie die meisten Menschen, bin auch ich ein Mensch der immer wieder auf wissenschaftlicher Basis, nach Beweisen und Antworten sucht. Bei Reiki ist es mir bis heute nicht gelungen, diesen Nachweis zu erbringen und doch funktioniert es. Um Ihnen die Möglichkeiten dieser Therapie etwas näher zu bringen, möchte ich von dieser Patientin erzählen.

Patientenbeispiel Multiple Sklerose
Bevor ich die Patientin kennen lernte, kam ihr Sohn in meine Praxis. Ein intelligenter, liebenswerter junger Mann, mit einem therapierten Drogenproblem, von dem ich zu dieser Zeit nichts wusste. Nach einiger Zeit erzählte er mir von seiner Mutter. Sie leide seit 15 Jahren an Multiple Sklerose (MS). Seit langer Zeit ist sie größtenteils auf einen Rollstuhl angewiesen, welchen sie nur innerhalb des Hauses verlassen konnte, um die kurzen Strecken mit Krücken zu bewältigen. Sie war wegen der Erkrankung bereits in Frührente. Während der Mann größtenteils auf Montage war und die Tochter weg gezogen war, war der Sohn der engste Vertraute und Begleiter geworden. Dies eröffnete eine Verantwortlichkeit, die er scheinbar sehr gut bewältigte. Er lud mich eines Tages ein, um mir seine Mutter anzusehen und sie eventuell mit Reiki zu therapieren. Wäre ich damals schon fertige Heilpraktikerin gewesen, wäre es mir nie in den Sinn gekommen ein solch schweres und unheilbares Krankheitsbild mit Reiki zu therapieren. Aber glücklicherweise war ich noch offen für Dinge, welche einem in einer traditionellen Ausbildung sehr schnell verloren gehen. Als sie mir die Tür öffnete, saß sie nicht im Rollstuhl. Sie stützte sich unter großer Mühe auf ihre Krücken und an ihrer Körperhaltung konnte ich erkennen, Mitleid war das letzte was sie sich wünschte. Es war eine unglaublich stolze und kühl wirkende Frau und

mein erster Eindruck war, sie schien distanziert und unnahbar. Ich selbst blieb zuerst einmal neutral und nahm mir vor, mich auf dieses Spiel nicht einzulassen. Wir tranken Kaffee und aßen Kuchen, während wir ein oberflächliches Gespräch führten. Als es mir dann zu oberflächlich wurde und ich das Gefühl hatte, dass dieser Termin keinem von großem Nutzen sein würde, wenn sich nicht unmittelbar etwas ändern würde, machte ich das, was ich immer mache um Menschen aufzurütteln, ich sagte etwas absolut aus dem Zusammenhang gerissenes. Ich erwähnte meine enorme Beinmuskulatur. Ja, Sie haben richtig gelesen und natürlich fragen Sie sich, was diese Aussage sollte. Die Wirkung auf die Mutter meines Patienten war, dass sie ohne nachzudenken die Tischdecke anhob, um einen kritischen Blick auf meine Beine zu werfen. Ich wusste genau, Beinmuskulatur, war das, was ihr fehlte, es war das was sie sich wünschte und so wollte sie, ohne nachzudenken nachprüfen, ob meine Aussage der Wahrheit entsprach. Als sie sich jetzt jedoch dabei ertappte, ihre unnahbare Fassade für einen Augenblick verlassen zu haben, blickte sie mich mit dem Blick eines ertappten Kindes an, und wir mussten alle drei herzhaft lachen. Jetzt war das erste Eis gebrochen und sie bat mich unmittelbar danach, sie zu therapieren. Sie war alternativen Methoden gegenüber sehr offen und hatte bereits Einiges ausprobiert, von dem ich nicht einmal etwas gehört hatte. Ich willigte unter der Bedingung ein, dass sie zu mir kommen muss und sie stimmte zu. Ihr Sohn war skeptisch, denn der Weg in meinen Therapieraum, führte über eine steile Treppe. Bis heute weiß ich nicht, warum ich dieser körperlich so eingeschränkten Frau, eine solche Tortur zugemutet hatte, ohne dies zu hinterfragen, aber ich weiß, dass genau dieser Umstand ihre innere Heilungsentscheidung bewirkt und gefestigt hatte. Einmal die Woche quälte sie sich die Treppen hoch und jedes Mal fluchte sie dabei wie ein alter Seemann, aber sie kam zu jedem Termin. Von Mal zu Mal viel es ihr leichter. Innerhalb kürzester Zeit und das können Sie wörtlich nehmen, wurde nicht nur der Rollstuhl in die Ecke geschoben, sondern auch die Krücken. Ihr nächster Schritt war es selbst Reiki zu erlernen und sie durchlief alle Kurse bis zur Ausbilderin. Heute ist sie selbst Heilpraktikerin und man hatte ihr die Rente aberkannt, was sie mir vorwurfsvoll lächelnd, vorgeworfen hatte.

Viele Jahre später, als ich schon 230 km von ihr entfernt lebte, rief sie mich an und berichtete mir, dass sie weißen Hautkrebs hatte. Am meisten schimpfte sie, dass sich die Stelle direkt auf und um die Nase bewegte, also mitten im Gesicht. Ich beschloss sie zu besuchen und folgte ihrer Einladung, zu einem dörflichen Volksfest, an ihrem Wohnort. Sie hatte die Nase und das halbe Gesicht zugepflastert und die sonst so stolze Frau, schien sehr geschlagen. Man hatte sie ambulant mit einer schwachen Chemosalbe therapiert und nach genauer Begutachtung wirkte die Hautregion wund und eitrig. Ich forderte sie auf den Verband weg zu lassen. Empört wies sie darauf hin, dass jeder im Dorf dann ihre Nase sehen könne. Da ich wusste, dass Mitleid immer noch das war, was sie am wenigsten ertragen konnte, entgegnete ich ihr, es handele sich bei der Nase allgemein um eine Sache, welche jedem gleich ins Augen fallen muss, da es sich mitten im Gesicht befände und ein riesen Verband um die Selbige, würden ebenso viele Blicke anziehen, aber zur Wundheilung muss Luft an die Wunde kommen. Gesagt, getan! Mit hoch erhobener Nase, wie sie es auch vorher immer zu tun pflegte, gingen wir los und zu ihrer Verwunderung interessierte sich kein Mensch für ihr gesundheitliches Problem. Nach einem schönen, langen Tag und guten Gesprächen, verabschiedete ich mich von ihr und sie stellte mir die Frage, ob sie gesund werden würde. Ich meinte aus vollster Überzeugung, wer es schafft nach 15 Jahren aus dem Rollstuhl zu steigen und so agil zu werden, dass man ihm die Rente streicht, den wird auch das nicht vom Leben abhalten, was sich gerade auf der Nase abspielte. Was soll ich sagen, ich behielt Recht und sie hatte wieder einmal das scheinbar Unmögliche geschafft. Auch ein späteres Aneurysma, hatte sie in einer OP gut überstanden.

Was ich Ihnen mit diesem Beispiel mitteilen möchte ist, es gibt keine Wunder und es gibt auch keine gesundheitlichen Grenzen, solange wir sie in unserem Geist nicht ständig manifestieren. Es ist unerheblich wie viele Menschen an schweren Erkrankungsbildern sterben, solange sie sich nicht in die gleiche Schlange einordnen, sondern die innere Entscheidung treffen zu hinterfragen und den Mut zu haben, selbstbestimmte Entscheidungen zu treffen. Unser größter Feind, sind wir selbst. Es ist unser Zweifel, unsere Unmündigkeit und unsere Bequemlichkeit und nicht der Krebs, der uns letztlich tötet!

Ich selbst fand 1997, innerhalb meiner Heilpraktikerausbildung, eher zufällig zur Reiki-Therapie. Reiki zu beschreiben, fällt mir auch nach all den Jahren immer noch schwer, weil es tatsächlich bei jedem Menschen etwas anderes auslöst, bewegt und auf den Weg bringt. Zuerst lernte ich Reiki als Patientin kennen, als ich am Höhepunkt meines persönlichen Traumas war. Oft hört man von Blockaden die sich lösen, Stimulation der Selbstheilungskräfte. Neuen Energien, welche einem zu unglaublichen Veränderungen führen. Einsichten, notwendige Entscheidungen treffen zu müssen, oder einfach alte, nicht abgeschlossene Prozesse endlich abzuschließen. All diese Dinge können und dürfen innerhalb der Therapie mit Reiki geschehen. Bei keiner anderen Therapie, konnte ich eine solche mentale und körperliche Reaktion

bei Patienten auslösen. So ist Reiki auch in der Krebstherapie ein wichtiges Instrument, gerade die krankmachenden Ursachen zu lösen, welche sich der körperlichen Therapie entziehen würden. Ein weiterer Ansatz ist, dass ich nach all den Jahren, Blockaden erspüren und offen ansprechen kann. So komme ich dem Patienten entgegen und in der erlangten Tiefenentspannung kann er sich öffnen, und das zuvor für ihn nicht mögliche Gespräch, endlich zulassen.
Neben Reiki gibt es jedoch auch noch weitere Instrumente, welche man einsetzen kann und eines davon möchte ich ebenso kurz vorstellen.

Während Reiki oft auf sehr subtilen Wegen agiert, gibt es auch den Weg der strukturierten Reflexion. Ein gutes Beispiel ist die Familienaufstellung oder Aufstellungsarbeit.

Die Familienaufstellung
Kennen Sie den Satz, wir sind alle Opfer unserer Kindheit? Mich persönlich ärgern solche Weisheiten, denn sie vermitteln den Eindruck, dass unser Leben und Lebensglück alleine auf der Tatsache beruht, in welche Familie wir hinein geboren werden. Bis zu einem gewissen Anteil mag das stimmen, aber ab dem Augenblick, in welchem wir unsere Kindheit und die damit verbundenen Eigenanteile und Fremdanteile reflektieren können,

haben wir die Möglichkeit selbstbestimmte Veränderungen herbeizuführen.
Eine Familienaufstellung ist immer neu und aufregend, auch für mich als Therapeutin. Alles was ich vorbereiten kann ist: den Raum und die Utensilien. Wie sich eine solche Sitzung entwickelt, ist immer wieder einer unkontrollierbaren Eigenmotorik überlassen. Die Familienaufstellung ermöglicht weit mehr als einen direkten Blick auf die einzelnen Beziehungen und Positionen. Das Ergebnis dieser ersten Aufstellungsarbeit, nehme ich meist als Grundlage für eine klare Zielsetzung und einer gesundheitsfördernden Neuausrichtung. In kleinen Schritten werden große und kleine Ansichten zu Einsichten, denn nur wenn wir unbewusste Fehlmeldungen in das direkte Bewusstsein führen, können wir auch daran arbeiten. Dabei vergleichen wir die Ist- Situation mit der Soll-Situation und versuchen unsichtbare Verknüpfungen zu alten familiären Verhaltensmustern, sichtbar zu machen. Viele Traumen, werden in der Traumathematik direkt bearbeitet und finden dennoch meist keine Lösung. Dies liegt meist daran, dass die Ursache oft ganz weit in der Vergangenheit ihren Ursprung hat. Auch hierzu möchte ich ein kleines Patientenbeispiel anbieten, welches nicht all zu komplex ist:

Patientenbeispiel , der gewalttätige Partner
Eine Patientin leidet an den Folgen einer gewalttätigen Beziehung. Obgleich sie bereits seit Jahren von ihrem alkoholkranken Partner getrennt lebt und auch in dieser Zeit das Erlebte immer wieder versuchte aufzuarbeiten, zeigten sich keine maßgeblichen Verbesserungen. Während sie sich auf der einen Seite sehr einsam fühlte, litt sie auf der anderen Seite an Bindungsängsten. Es war ihr scheinbar unmöglich eine feste Beziehung einzugehen. In einer folgenden Ehe, verweigerte sie sich zusehends, bis die Ehe nach acht Jahren scheiterte. Der einzige Kontakt zu Männern erfolgte über das soziale Netzwerk. In der virtuellen Welt hatte sie den für sich notwendigen Sicherheitsabstand. Körperlich wirkte sie leicht verwahrlost. Gesundheitliche Probleme zeigten sich auf verschiedenen Ebenen. Insgesamt ging sie mit sich selbst sehr unachtsam und lieblos um. Einen direkten Blick auf sich und ihre Bedürfnisse, wurden von einer insgesamt gesundheitlich schädigenden Lebensführung überlagert. Außerdem litt sie seit ihrer Ehe an Borderline. Innerhalb des Erkrankungsbildes entfernte sie sich mindesten zweimal im Jahr einen der großen Zehennägel. Das Entfernen des Zehennagels beschrieb sie als Gefühl der Befreiung was jedoch nicht sehr lange anhielt und in das Gefühl der Schuld und der Scham wechselte. Der Suizidgedanke wurde immer stärker, bis man bei ihr Konchenmetastasen

feststellte. Ab diesem Punkt hat sie sich unbewusst zum ersten Mal aus ihrem inneren Gefängnis nach außen bewegt. Die erste Hilfe, welche sie nach vielen Jahren angenommen hatte, war unter anderem eine Familienaufstellung, in einer ihr absolut fremden Stadt mit ihr fremden Therapiepartnern, sowohl männlichen, wie auch weiblichen Geschlechts. In dieser Familienaufstellung wurde ihr nach Jahrzehnten erst bewusst, was die Basis ihres verpfuschten Lebens, ja sogar ihrer unglücklichen Partnerwahl war.

Innerhalb der Familienaufstellung, spielte kurioser Weise der gewalttätige und alkoholkranke Exmann überhaupt keine Rolle. Was sich jedoch innerhalb der Aufstellung zeigte, war ihre klare Position zu ihrem Vater. Während die Mutter in einiger Entfernung hinter dem Vater so platziert wurde, dass sie den Vater, also ihren Ehemann nicht einmal mehr im Blickfeld hatte, stand die Patienten dem Vater gerade einmal gefühlte 30 cm gegenüber. Die gesamte Familie war so positioniert, dass sich keiner im direkten Kontakt befand, nur sie und der Vater standen sich derart unmittelbar gegenüber, dass beide keinen weiteren Blickkontakt zum Rest der Familie einnehmen konnten.

Es folgte die Befragung der Patientin, wie sie sich zu ihrem Vater in einer solch intimen Nähe fühlt und ob sie das Gefühl hat, an der richtigen Stelle zu stehen. In diesem Augenblick wurde eine scheinbar heile Basis der Kindheit in das Bewusstsein der erwachsenen Frau überführt. Sie hatte die Position der Tochter verlassen und ist an die Position der Mutter getreten, welche der Situation derart abgewandt war, dass sie den direkt Blick darauf nicht mehr haben konnte. Die Patientin berichtete, dass sie bis zu ihrem 14. Lebensjahr zwischen den Eltern schlief. Dass sie zu ihrem Vater ein wesentlich innigeres Verhältnis hatte, als zu ihrer Mutter. Sie war immer seine Prinzessin und fühlte sich ihren Geschwistern gegenüber im Vorteil, was sie aber auch zur Außenseiterin machte. Hierbei muss erwähnt werden, dass die älteste Schwester mit in die Ehe gebracht wurde und die zweite Schwester, im Nachhinein wohl auch nicht das leibliche Kind war. Während sie nie Schläge durch den Vater erleben musste, musste sie zeitgleich die Gewaltausbrüche gegenüber der Schwester erleben. Die Mutter wurde nicht geschlagen, aber Jahrelang öffentlich betrogen. Der Vater war Alkoholkrank und den Frauen nicht abgeneigt. In diesem Moment eröffnete sich auch die Erinnerung an einen Vorfall, als sie gerade 12 Jahre alt war. Es war Sonntag, und sie schlief lange. Ihre Mutter war auf der Arbeit, als ihr Vater ins Zimmer kam und sich auf den Bettrand setzte. Sie stellte sich schlafend, weil sie nicht aufstehen wollte, und spürte plötzlich wie sich die Hand ihres Vaters auf die Brust legte. Ab diesem Punkt reißt die

Erinnerung ab. Vom Gefühl her, war nicht mehr passiert, aber das Bild ihres Vater veränderte sich grundlegend. Aber nicht nur das, es tauchten langsam Verknüpfungen zwischen ihrem Vater und ihrem Exmann auf. Was im Leben dieser Frau geschehen ist, könnte man als Generationentrauma bezeichnen. Die Tochter wählte als Erwachsene einen Partner, welcher fast die identischen Merkmale des Vaters besaß und ging sogar noch einen Schritt weiter: sie trat in die Fußstapfen der Mutter, um Veränderungen herbei zu führen, welche diese in ihrer Kindheit nicht herbeigeführt hat. Im Unterbewusstsein, versuchte sie ihren Vater zu einem besseren Partner und zu Vater machen, aber an dieser Stelle erfährt sie genau das, was schon ihre Mutter erfahren hat. Sich ihrer Mutter anvertrauend, erhält sie immer nur die Antwort, es wiederholt sich alles im Leben. Damit nimmt sie der Tochter den Glauben daran, jemals aus dieser krankmachenden Beziehung heraus zu finden.

Erst als der Patientin bewusst wurde, dass alleine Ihre Kindheitserfahrungen, letztlich dazu geführt hatten, dass sie sich in die Rolle ihrer Mutter begeben hatte, um die unerträgliche Passivität ihrer Mutter zu beenden, um sie eventuell sogar zu schützen, konnte sie die Gewalterlebnisse mit ihrem Exmann richtig einordnen und aufarbeiten. Aus der Opferrolle in die aktive Selbstverantwortung kommend, konnte sie nun auch ihren Bezug zur eigenen Körperlichkeit neu ausrichten. Depressive Schübe nahmen sie nicht mehr dauerhaft aus dem aktiven und bewussten Leben heraus, was sich letztlich auch auf die Lebensführung auswirkte. Sie hat die Krebsdiagnose nicht mehr in den Mittelpunkt ihres Lebens genommen, sondern ihre Ziele, welche sie schon lange aus den Augen verloren hatte.

Schlusswort
So umfangreich dieser Ratgeber für Betroffene auch sein mag, nichts davon durfte unerwähnt bleiben. Zum Schluss möchte ich zusammenfassend einen Leitsatz mit auf Ihren persönlichen Heilungsweg geben:
>Es bedarf weit größerer Anstrengung Krebs zu bekommen, als ihn zu besiegen<
Interessengruppen möchten Sie jedoch nicht als wichtigen und lukrativen Wirtschaftsfaktor verlieren. Solange Ihr Körper in einem basischen Bereich liegt, Ihre Zellen ausreichend Sauerstoff und Nährstoffe erhalten und Sie auf toxische Zusätze verzichten, wird Krebs nichts weiter sein als das was er immer war: „Die letzte Überlebensstrategie des Körpers und letztlich stirbt der Patient nicht an Krebs, sondern an Multiorganversagen"!
Ich wünsche Ihnen die Kraft mutige Entscheidungen zu treffen und viel Erfolg auf Ihrem persönlichen Weg zurück in ein gesundes und vor allem selbstbestimmtes Leben.

20 Quellenverzeichnis

http://assets.coca-colacompany.com/34/3e/4f15ec7044c5808a6ce955c560c8/2013-lebensmittel-zusatzstoffe.pdf

http://www.focus.de/gesundheit/ernaehrung/tid-13247/gesund-essen-suessstoff-macht-dick_aid_366093.html
http://b-n-d.net/downloads/Studie_aspartam.pdf:
http://abundanthope.net/pages/German_49/Golf-Kriegs-Krankheit-kommt-vom-Aspartam_printer.shtml
http://rentnerparteien-diskussion.npage.de/aktuelles/warum-immer-mehr-nervenkrankheiten.html

http://www.sylt-gesund-leben.de/texten/SOJA.HTM

http://www.bund.net/themen_und_projekte/chemie/pestizide/gefahr_fuer_die_natur/tiere/bienen/
http://www.pan-germany.org/download/pan_studie_endokrine_pestizide_1303.pdf

http://www.pflanzenforschung.de/de/journal/journal beitrage/giftigkeit-berechnet-lebensdauer-und-wirkung-von-pestiz-10183/
http://echa.europa.eu/web/guest/candidate-list-table
WDR Reportage: Wem Fassadendämmung wirklich nutzt
http://www1.wdr.de/fernsehen/ratgeber/koenneskaempft/sendungen/fassadendaemmung108.html
Lehrmedizinische Erkenntnisse und Bekenntnisse:
http://www.windstosser.ch/museum/manuskript/allgem_u_historisch/05_3.html

Dr. med. Philip E. Binzel jun.
Die Erfahrungen eines Arztes mit Ernährung in der Behandlung von Krebskranken (PDF):
http://www.strophantus.de/mediapool/59/596780/data/Alive_Well_deutsch_2_1_.pdf

Vitamin B17
Erhältlich bei Amazon/Brigitte Helène
http://www.amazon.de/Vitamin-B17-Revolution-Krebsmedizin-Krebstherapie/dp/3844829318/ref=pd_bxgy_b_img_y

Eine Welt ohne Krebs
Erhältlich bei Amazon/G. Edward Griffin
http://www.amazon.de/Krebs-Geschichte-Vitamin-seiner-Unterdr%C3%BCckung/dp/3938516151/ref=pd_rhf

_se_s_cp_2_VK1F?ie=UTF8&refRID=10FXKG3XH9EHYQYNWJ3Q

Videoberichte/Dokumentationen:
Krebs natürlich heilen!
https://www.youtube.com/watch?v=UTLHj9AXiE0

https://derhonigmannsagt.wordpress.com/2013/05/12/versuchskaninchen-deutscher-mensch/)

http://www.sylt-gesund-leben.de/texten/SOJA.HTM

http://www.aprikosenkerne-vitamin-b17.com/studien.html

http://das-ist-drin.de/glossar/e-nummern/
http://www.zusatzstoffe-online.de/information/681.doku.html
http://www.ugb.de/lebensmittel-im-test/azofarbstoffe-in-lebensmitteln/
http://www.gesetze-im-internet.de/kosmetikv/anlage_6_22.html

http://www.geschichteinchronologie.ch/med/merk/merkblatt-zusatzstoffe-e-nummern.html

http://abundanthope.net/pages/German_49/Golf-Kriegs-Krankheit-kommt-vom-Aspartam_printer.shtml

http://www.hek.de/gesund-fit/ernaehrung/bausteine-der-ernaehrung/richtige-wahl-bei-fetten-und-oelen.html
Monsanto
http://www.konzern-kritik.de/monsanto.htm
http://www.zeit.de/wirtschaft/2013-11/eu-kommission-zulassung-genmais-smartstax
Das ist drin/ Liste der Lebensmittelzusatzstoffe/ E-Nummern:
http://das-ist-drin.de/glossar/e-nummern/
http://www.umweltbundesamt.de/sites/default/files/medien/461/publikationen/4092.pdf
https://www.youtube.com/watch?v=Gjd2XJR9I54
http://www.eurofins.de/media/8360146/produktsicherheit_durch_reach-screening_130801.pdf
http://www.reach-info.de/kandidatenliste.htm
http://echa.europa.eu/web/guest/candidate-list-table
http://umweltanalysen.org/de/analysen/formaldehydtest/
http://www.boege-ambulanz.de/formaldehyd.html
http://www.baumarkt.de/nxs/2461///baumarkt/schablone1/Waermedaemmwirkung-verschiedener-Baumaterialien
https://www.test.de/Asbest-im-Haus-Gefahr-erkannt-Gefahr-gebannt-4444213-0/
http://www.ruv.de/de/r_v_ratgeber/bauen_wohnen/sicher/3_giftstoffeinderwohnung.jsp
http://www.umweltbundesamt.de/themen/gesundheit/umwelteinfluesse-auf-den-

menschen/schimmel/richtig-lueften-schimmelbildung-vermeiden
http://www.maico-ventilatoren.com/index.php?id=p37202
http://www.wohnungslueftung-ev.de/faq-normen/faq-din-1946-6.html
http://www.schimmel-schimmelpilze.de/schimmeltest.html
http://www.wdr2.de/service/quintessenz/hausdaemmung104.html
http://www.wdr.de/tv/kopfball/sendungsbeitraege/2013/0915/styropor.jsp
http://www.spiegel.de/spiegel/print/d-86570533.html
http://toxcenter.org/stoff-infos/c/2-chlorpropan.pdf
http://www.ecobine.de/data/binaries/baustoffe/03_bauplatten-estriche/Kunstharzestrich.pdf
Klassifizierung von organischen Stoffen:
http://www.umweltbundesamt.de/sites/default/files/medien/publikation/long/3180.pdf
http://www.spiegel.de/spiegel/print/d-13688601.html
http://www.baunetzlexikon.sepeur-media.de/RUBwerkstoffmaterialsubstanz/Amine.php
http://www.baumarkt.de/nxs/304///baumarkt/schablone1/Bodenbelaege-und-die-versteckten-Gesundheitsrisiken
http://www.bodenleger-berlin.de/allergie.htm
http://www.alab-berlin.de/fachartikel/schadstoffinfos.html

http://karfreitagsgrill-weckdienst.org/2013/08/10/massenmord-an-nicht-informierten-menschen-durch-zytostatika/
http://www.klinik-imleben.de/product_images/demo/krebs/cd/m1/p13.htm
http://www.zentrum-der-gesundheit.de/todesursache-chemotherapie-ia.html
http://www.sueddeutsche.de/wissen/medikamente-und-nebenwirkungen-bis-zu-todesfaelle-durch-medikamente-1.793240
http://publikationen.dguv.de/dguv/pdf/10002/i-504-40h.pdf
http://www.drjoachim-selle.de/g-40-krebser-stoffe.html
http://www.deinehaut-bg.de/html/sich_ges/av/gebuehren/g40.pdf
http://mediatum.ub.tum.de/doc/603259/603259.pdf
http://d-nb.info/972522425/34
http://www.krebshilfe.de/metanavigation/presse/archiv-meldungen/archiv-meldungen-einzelansicht/article/unauffaellig-und-gut-versteckt/1434.html
Dr. Hamer
http://www.diealternativen.de/gesundheitkrebs.htm

http://www.reishi-pilz.com/reishi_pilz_krebsbehandlung.asp

http://www.paracelsus-magazin.de/alle-ausgaben/60-heft-042012/908-die-naturheilkraft-der-vitalpilze-reishi.html

http://www.zentrum-der-gesundheit.de/shiitake-pilz-ia.html

mith J. et al., "Abstract B79: Evaluation of active hexose correlated compound (AHCC) for the prevention or delay of tumor growth in human cervical cancer xenograft model", Cancer Prevention Research: October 2011; Volume 4, Issue 10, Supplement 1, (Beurteilung von AHCC bei der Vorbeugung und Hemmung des Wachstums von menschlichen Gebärmutterhalskrebszellen im Xenograft Modell) (Studie als PDF)
Naturalnews (Bericht als PDF)
Dr. Judith Smith et al., "Mushroom extract, AHCC, helpful in treating HPV.", Oktober 2014, ("Pilzextrakt, AHCC, hilfreich bei der HPV-Behandlung") (Studie als PDF)
Nawata J, Kuramitsu Y et al., "Active hexose-correlated compound down-regulates sex-determining region Y-box 2 of pancreatic cancer cells", Anticancer Research, September 2014, (AHCC regelt das so genannte SRY-Gen von Bauchspeicheldrüsenkrebszellen herunter) (Studie als PDF)

Lesen Sie mehr unter: http://www.zentrum-der-gesundheit.de/shiitake-pilz-ia.html#ixzz3REedggp9

Leukämie- Studien:
Lau CB, Ho CY, Kim CF, Leung KN, Fung KP, Tse TF, Chan HH, Chow MS: Cytotoxic activities of Coriolus versicolor (Yunzhi) extract on human leukemia and lymphoma cells by induction of apoptosis. Life Sci. 2004 Jul 2; 75(7):797-808

http://www.vitalpilze.com/VitalPilze/Maitake/index.asp

http://www.dissoc.de/issd11.html

http://www.tumorzentrum-bonn.de/pdf/Patiententag/Tschuschke.pdf

https://www.youtube.com/watch?v=OzKnV8cyXh4

https://www.youtube.com/watch?v=oKnVLopAvvg

http://www.zentrum-der-gesundheit.de/milch-krebs-ia.html

http://www.zeit.de/2014/33/autoimmunkrankheiten-immunsystem-krebs-tumor

Magnesium-induzierte Apoptose im Trophoblasten
http://d-nb.info/1004868901/34

http://www.grayfieldoptical.com/
http://www.pharmazeutische-zeitung.de/index.php?id=5378
http://www.newmediaexplorer.org/chris/2007/04/03/1953_fizgerals_report_suppressed_cancer_treatments.htm.
http://www.sanum.com/pdf/gesundheit.pdf
http://www.radionik.info/haege/Basen.pdf
http://www.gandhi-auftrag.de/pharma.htm
http://www.semmelweis.de/pdf/pdf.php?name=97_rau_ausdrucksweisen&ext=pdf
http://www.pferdemedizin.com/peter/enderlein.pdf
http://www.wiane.de/Chemotherapie.html
http://www.ncbi.nlm.nih.gov/pubmed/6257639
http://www.ncbi.nlm.nih.gov/pubmed/12566566
http://www.vitalstoffmedizin.com/probiotika/bifidobacterium-infantis.html
http://www.vitalstoffmedizin.com/probiotika/lactobacillus-casei.html
http://www.vitalstoffmedizin.com/probiotika/lactobacillus-rhamnosus.html
http://www.vitalstoffmedizin.com/probiotika/bifidobacterium-bifidum.html
http://www.naturafoundation.net/monografie/Probiotikum.html
http://www.zentrum-der-gesundheit.de/leberreinigung.html

http://de.statista.com/statistik/daten/studie/248472/umfrage/prognose-zum-umsatz-in-der-chemieindustrie-in-deutschland/
http://home.arcor.de/heike.stetter/Ausarbeitungen/Stadien.html
Buchempfehlung:
„Polymorphe Symbionten in Blut und Körpergewebe als potentielle Kofaktoren des Krebsgeschehens". Von Dr. med. Karl Windstosser
Zwangs-Fluoridierung:
http://www.zentrum-der-gesundheit.de/fluoridierung-ia.html

Mediathek Arte/ Depression neue Hoffnung
https://www.arte.tv/de/videos/063624-000-A/depression-neue-hoffnung/

Buchempfehlungen:

Für alle Betroffene, interessierte Laien und Therapeuten, habe ich weitere Bücher zum Thema Krebs veröffentlicht, welche verschiedene Blickwinkel eröffnen. Die folgenden Empfehlungen sollten im Zusammenhang genutzt werden, da sie den Blickwinkel maßgeblich erweitern und Schwerpunkte fokussieren, welche sich mit der individuellen Krebspersönlichkeit beschäftigen.

Krebs jenseits der Chemotherapie

Schwerpunkt: Prävention und ganzheitliche Körpersanierung.

Krebs Wegweiser zur Heilung
Schwerpunkt: Der psychische Anteil eines krebsfreundlichen Milieus und der Möglichkeiten innerhalb der Psychoonkologie.

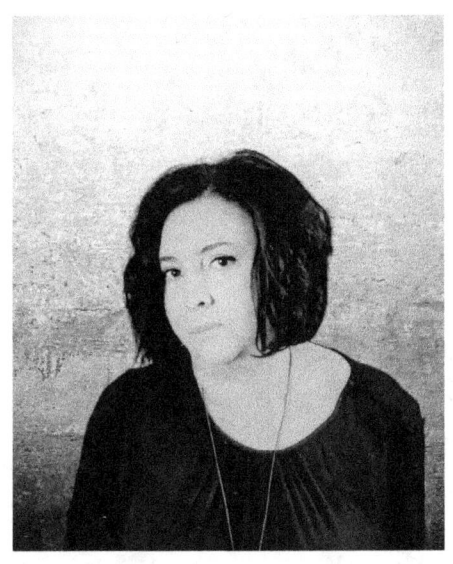

Zur Autorin:
1965 im Saarland geboren, verheiratet und Mutter von drei Kindern.

Beruf: Fachbuchautorin (Schwerpunkt Medizin) und Heilpraktikerin (Schwerpunkt Krebs, Parasitologie, Schwermetall und Traumatherapie)
Seit 2018 hat sich Frau Strähle therapeutisch zur Ruhe gesetzt und die Praxis geschlossen.

Hobbys: Schreiben, Malen, Gestalten, Fotografieren, Reisen und Wandern

Veröffentlichungen:
- Krebs/Krebsmedizin jenseits der Chemotherapie
- Die Krebsakte
- Biologische Krebstherapie
- Biologische Krebskiller
- Krebs Wegweiser zur Heilung
- Die Blacklist der Lebensmittel
- Die Blacklist der Wohngifte
- Magnesium-Mangel erkennen und therapieren
- Histamin-Intoleranz erkennen und therapieren
- Parasiten töten leise
- Demenz-Almanach

Aktuelle Veröffentlichung 2024

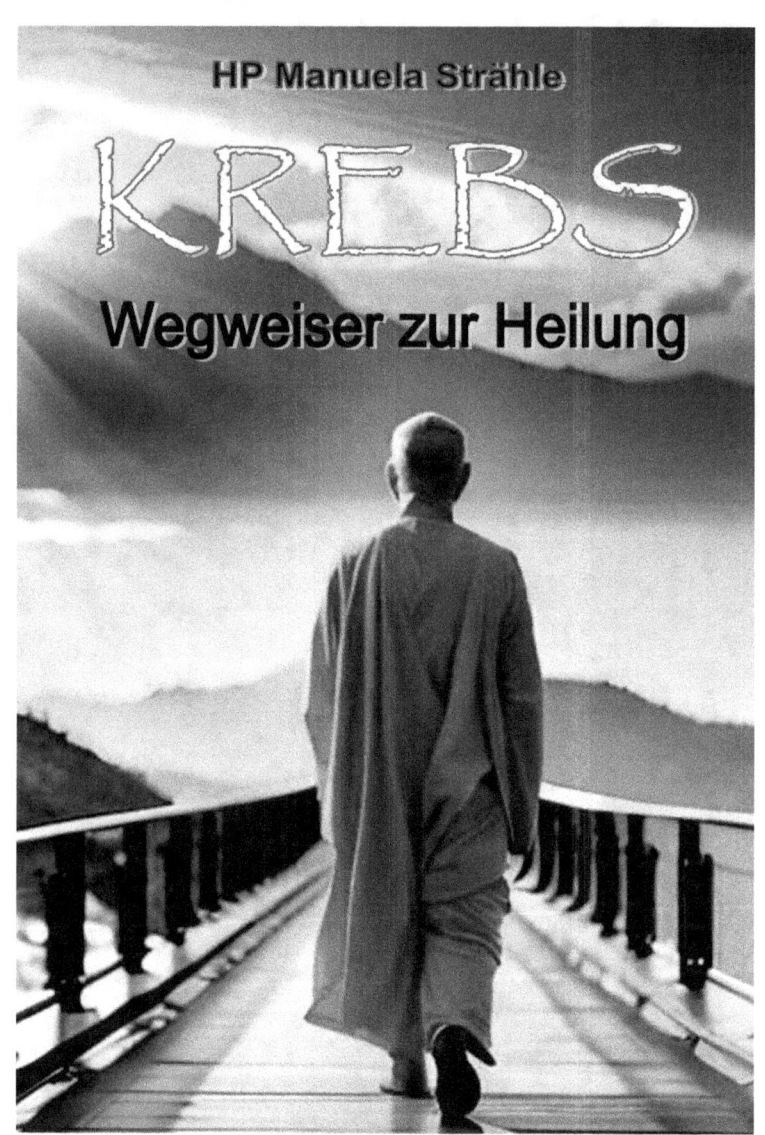

www.ingramcontent.com/pod-product-compliance
Lightning Source LLC
Chambersburg PA
CBHW070618220526
45466CB00001B/46